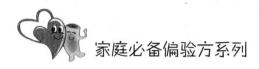

家庭必备偏验方系列

失眠偏验方

主编 张胜杰 石 磊

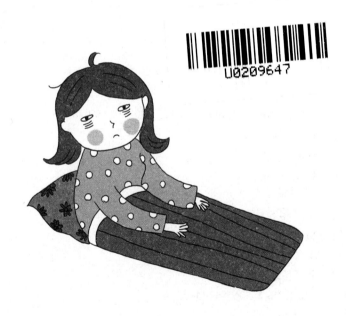

中国医药科技出版社

内 容 提 要

　　本书收载了大量治疗失眠的有效中药内服偏验方、食疗偏方及中药外用偏验方，每方包括组成、制法用法和功效主治。其内容丰富，用料采集方便，制作介绍详细，用法明确，可供广大医患参考。

图书在版编目（CIP）数据

　　失眠偏验方 / 张胜杰，石磊主编 . — 北京：中国医药科技出版社，2017.5

　　（家庭必备偏验方系列）

　　ISBN 978-7-5067-9174-8

　　Ⅰ . ①失…　Ⅱ . ①张…②石…　Ⅲ . ①失眠－土方－汇编②失眠－验方－汇编　Ⅳ . ① R289.56

　　中国版本图书馆 CIP 数据核字（2017）第 056945 号

美术编辑　陈君杞

版式设计　也　在

出版　中国医药科技出版社

地址　北京市海淀区文慧园北路甲 22 号

邮编　100082

电话　发行：010 - 62227427　邮购：010 - 62236938

网址　www.cmstp.com

规格　880 × 1230mm $^1/_{32}$

印张　4 $^1/_4$

字数　86 千字

版次　2017 年 5 月第 1 版

印次　2017 年 5 月第 1 次印刷

印刷　北京九天众诚印刷有限公司

经销　全国各地新华书店

书号　ISBN 978-7-5067-9174-8

定价　**25.00 元**

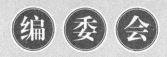

编委会

前　言

　　古人有"千方易得，一效难求"的说法。《内经》有"言病不可治者，未得其术也"。"有是病，必有是药（方）"。对于一些家庭常见疾病，一旦选对了方、用对了药，往往峰回路转，出现奇迹。

　　本丛书包括：呼吸疾病、消化疾病、糖尿病、高血压、心血管疾病、高脂血症、痛风、肝病、肾病、肿瘤、风湿性疾病、男科疾病、妇科疾病、儿科疾病、美容养生、失眠、疼痛、五官科疾病，共计18分册。每册精选古今文献中偏验方几百首，既有中药内服偏验方，又有中药外用偏验方和食疗偏方。每首偏验方适应证明确，针对性强，疗效确切，是家庭求医问药的必备参考书。

　　本套丛书引用、收集了民间流传、医家常用以及一些报刊、书籍所载的偏验方，并以中医药理论为依据，以辨证施治为原则，依托中医证型，进行分门别类，去粗存精，避免了众方杂汇、莫衷一是的弊端，使之更加贴近临床，贴近患者，贴近生活，以期达到读之能懂、学以致用、用之有效的目的。

　　本书收载了大量治疗失眠的有效中药内服偏验方、食疗偏方和中药外用偏验方，每方包括组成、制法用法和功效主治。其内容丰富，用料采集方便，制作介绍详细，用法明确。

　　需要提醒的是，偏验方只是辅助治疗的手段，并且因患者病情分型不同，治疗也会大相径庭，若辨证错误，结果可能会适得其反。所以，强烈建议读者在使用书中偏验方时务必在医生指导下使用，并且使用时间的长短由医生来决定。由于我们的水平和掌握的资料有限，书中尚存一些不尽善美之处，敬请广大读者提出宝贵意见。

编者

2016 年 10 月

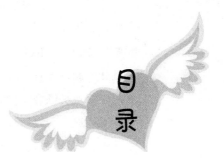

目 录

第一章　中药内服偏验方　/　1

第二章　食疗偏方 ／ 28

目　录

第三章　中药外用偏验方　/　92

第一章　中药内服偏验方

清火涤痰汤

【组成】制胆南星、黄连各 6g，茯神 15g，贝母、竹沥、麦冬、柏子仁、丹参、僵蚕、菊花、橘红、杏仁、栀子各 10g，生姜 3 片。

【制法用法】水煎服。日 1 剂。

【功效主治】化痰清热，养心安神。主治痰热内扰型失眠。

安神汤加减

【组成】生地黄、酸枣仁、钩藤、夜交藤、白芍、龙骨、杜仲、丹参、黄连各 10g，茯神 20g，肉桂 2g。

【制法用法】水煎取汁。每日 1 剂，分早、晚 2 次服。

【功效主治】滋补肝肾，养心安神。主治高血压失眠。

清肝饮

【组成】白芍、熟地黄各 15g，泽泻 12g，牡丹皮、当归各 6g，山茱萸、山栀子、柴胡各 10g，茯苓、珍珠母（先煎）各 30g，五味子 9g，山药、酸枣仁各 20g。

【制法用法】水煎取汁。每日 1 剂，晚饭前及睡前 1 小时分服。

【功效主治】泻火解郁，宁心安神。主治失眠。

复方龙枣汤

【组成】青龙齿、酸枣仁、夜交藤各 20g，合欢皮 12g，半夏、远志各 10g，茯苓 30g，琥珀粉（冲服）1g，丹参 15g。

【制法用法】水煎取汁。每日 1 剂，分中午、晚上 2 次服，2 周为 1 个疗程。

【功效主治】镇惊平肝，健脾化痰。主治失眠。

平肝安神汤

【组成】天麻 12g，钩藤 18g，桑叶、菊花各 10g，赤芍、白芍、酸枣仁、杜仲、桑寄生各 15g，丹参、葛根、珍珠母各 30g。

【制法用法】水煎取汁。每日 1 剂，分 2 次服，21 日为 1 个疗程。

【功效主治】平肝潜阳，活血安神。主治高血压病引起的失眠。

琥珀方

【组成】琥珀适量。

【制法用法】将琥珀研成细末。每次取 0.5~1g，晚上睡前温开水冲服。

【功效主治】镇静安神。主治心悸不安，失眠多梦。

远志麦门冬方

【组成】酸枣仁 10g，远志 6g，麦门冬 9g。

【制法用法】水煎取汁。每日 1 剂，晚上睡前服。

【功效主治】宁心，祛痰。主治虚烦失眠。

龙齿石菖蒲方

【组成】龙齿 10g，石菖蒲 5g。

【制法用法】水煎取汁。每日 1 剂，代茶饮用。

【功效主治】开窍豁痰。主治失眠心悸。

畅舒汤

【组成】旋覆花（包）、党参、法半夏、炙甘草、酸枣仁、柏子仁各 10g，代赭石（先煎）、大枣各 30g，生姜 3 片。

【制法用法】水煎服。日 1 剂。

【功效主治】化痰，利气，解郁。主治气滞痰郁型失眠。

宁心静脑汤

【组成】炒酸枣仁、茯苓各 15g，生龙骨、生牡蛎各 30g，川芎、甘草各 6g。

【制法用法】水煎取汁。每日 1 剂，分早、晚 2 次服。

【功效主治】益肝养阴，宁心安神。主治失眠。

清暑安神汤

【组成】龙骨、牡蛎各 30g，炒酸枣仁 20g，知母、茯神各 15g，半夏曲、合欢皮各 10g，竹叶、生甘草各 6g。

【制法用法】水煎取汁。每日 1 剂，分早、晚 2 次服。

【功效主治】清热宁心，敛阴固表。主治暑月失眠。

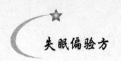
温胆汤加减

【组成】半夏、陈皮、枳实、竹茹各 10g，生姜、甘草各 6g。

【制法用法】水煎取汁。每日 1 剂，分早、晚 2 次服。

【功效主治】化痰除烦，和胃利胆。主治失眠。

黄连温胆汤加减方

【组成】陈皮、柏子仁、半夏、茯苓各 15g，黄连、枳实各 12g，竹茹 10g，炒枣仁 20g，甘草 6g。

【制法用法】水煎取汁。每日 1 剂，分 2 次于下午 3~4 时及晚上 8~9 时服用，10 日为 1 个疗程。

【功效主治】清热化痰。主治顽固性失眠。

安神温胆汤

【组成】半夏、郁金、柴胡、远志、石菖蒲、甘草、枳实、陈皮各 10g，炒酸枣仁 20g，茯苓、竹茹、香附、茯神各 15g。

【制法用法】水煎取汁。每日 1 剂，分早、晚 2 次服。

【功效主治】镇静安神，化痰清热。主治郁证失眠伴心烦。

柴胡加龙骨牡蛎汤

【组成】柴胡 12g，合欢花、龙骨（先煎）、牡蛎（先煎）各 20g，黄芩、茯苓、半夏各 10g，大黄 6g，大枣 3 枚，生姜 3 片。

【制法用法】水煎取汁。每日 1 剂，睡前 1 小时服头煎，二煎翌日上午服，7 日为 1 个疗程。

【功效主治】豁痰降火，定志安神。主治失眠。

自拟安神汤

【组成】酸枣仁、赤茯苓、柏子仁各 15g，夜交藤、合欢皮各 20g，琥珀 1g。

【制法用法】水煎取汁。每日 1 剂，分早、晚 2 次服。

【功效主治】养心，宁心，安神。主治失眠。

化痰消瘀方

【组成】丹参 30g，胆南星 9g，川芎 12g，法半夏、石菖蒲、夏枯草、桃仁、红花、炒酸枣仁各 15g，青龙齿(先煎)、牡蛎(先煎)、灵磁石（先煎）各 30g，琥珀粉 2g。

【制法用法】水煎取汁。每日 1 剂，分早、晚 2 次服。

【功效主治】化痰消瘀，调和气血，交通阴阳。主治重症失眠。

安神化瘀汤

【组成】生龙骨（先煎）、生牡蛎（先煎）、炒酸枣仁、合欢皮、夜交藤、牛膝各 30g，远志、当归、白芍、丹参各 15g，红花、川芎各 10g，生地黄 20g，柴胡、枳壳、黄连各 6g，琥珀（分冲）1.5g。

【制法用法】水煎取汁。每日 1 剂，15 日为 1 个疗程，治疗 2 个疗程。

【功效主治】活血化瘀，清热除烦，养血宁心。主治顽固性失眠。

菖蒲莲心汤

【组成】石菖蒲 10g，莲子心 6g，远志 8g，茯神 20g，生龙骨、生牡蛎、磁石各 30g，麦门冬、合欢皮、夜交藤、丹参各 15g，黄连、甘草各 5g。

【制法用法】水煎取汁。每日 1 剂，分早晚 2 次服，2 周为 1个疗程。

【功效主治】清心，泻火，化痰。主治失眠。

清浊安神汤

【组成】茯苓 30g，柴胡、石菖蒲各 15g，川芎、黄连、黄芩、泽泻、甘草各 9g，半夏、陈皮、枳实、当归、车前子、远志各 10g。

【制法用法】水煎取汁。每日 1 剂，分早晚 2 次服，15 日为 1 个疗程。

【功效主治】清热化痰，解郁安神。主治失眠。

丹参酸枣仁方

【组成】丹参、酸枣仁各等份。

【制法用法】将丹参、酸枣仁共研成细末，贮瓶备用，每次 10g，每日 2 次，于早上及晚上睡觉前半小时用温开水送服，10 日为 1 个疗程。

【功效主治】宁心，安神，活血。主治血虚心烦失眠。

丹参五味子远志方

【组成】丹参 15g，五味子 6g，远志 3g。

【制法用法】水煎取汁。每日 1 剂，晚上睡前服。

【功效主治】养心安神。主治心血亏虚之心悸失眠。

安神补心汤

【组成】人参叶、五味子各 6g，石菖蒲、酸枣仁各 10g。

【制法用法】煎 2 遍和匀。每天 1 剂，早晚分服。

【功效主治】补虚安神。主治失眠之时易心悸者。

百麦安神饮

【组成】百合、淮小麦各 30g，莲肉、夜交藤各 15g，大枣 10g，甘草 6g。

【制法用法】诸药以冷水浸泡半小时，加水至 500ml，煮沸 20 分钟，滤汁，存入暖瓶内，不分次数，欲饮水时取药液饮之。每日 1 剂。

【功效主治】益气，养阴，安神。主治气阴两虚、虚热内扰、心神失养型失眠。

健脾养心汤

【组成】朱茯神、黄芪、人参、远志、甘草、酸枣仁、当归、龙眼肉、制附子、龙骨、白术各 10g，甘草 5g。

【制法用法】水煎服。日 1 剂，早晚服。

【功效主治】健脾养心，益气养血。主治心脾两虚型失眠。

二仁二子汤

【组成】炒酸枣仁 20g，柏子仁、五味子、生姜（切片）各 10g，川芎、当归、枸杞子、石菖蒲各 15g，夜交藤、生龙骨（先煎）、生牡蛎（先煎）各 30g。

【制法用法】水煎取汁。每日 1 剂，分 4 次（早、中、晚及临睡前）服，10 日为 1 个疗程。

【功效主治】滋阴补血，潜阳安神。主治顽固性失眠。

百合酸枣仁汤

【组成】百合、酸枣仁各 30g，当归、五味子、知母各 9g，川芎、麦门冬、炙甘草、远志各 6g，灯心草 1g，茯苓 24g，琥珀粉（分吞）3g，大枣 12g，黄连 2g。

【制法用法】水煎取汁。每日 1 剂，分早、晚 2 次服。

【功效主治】健脾养心，清心除烦。主治失眠。

自拟安眠方

【组成】夜交藤、茯神各 30g，刺蒺藜、磁石各 15g，琥珀（冲服）3g。

【制法用法】水煎取汁。每日 1 剂，分早、晚 2 次服。

【功效主治】补中健脾，养血宁心。主治失眠。

安寐丹

【组成】丹参 6g，人参、麦门冬、当归、茯神各 9g，生酸枣仁、炒酸枣仁各 15g，五味子、甘草、石菖蒲各 3g。

【制法用法】水煎取汁。每日 1 剂，分早、晚 2 次服。

【功效主治】补养气血。主治失眠。

加味归脾汤

【组成】党参、炙黄芪、茯神各 15g，龙齿（先煎）、炒酸枣仁各 20g，桂圆肉、白术、当归、远志、川芎、柴胡各 10g，甘草 5g。

【制法用法】水煎取汁。每日 1 剂，分早、晚 2 次服。

【功效主治】补益心脾，镇静安神。主治失眠。

定寐汤

【组成】浮小麦、北秫米各 60g，生龙骨（先煎）、生牡蛎（先煎）各 45g，丹参、大枣各 30g，合欢皮 20g，山茱萸 15g，当归、五味子、炙甘草各 12g。

【制法用法】水煎取汁。每日 1 剂，分早、晚 2 次服。

【功效主治】益脾养血，收敛镇惊。主治顽固性失眠。

补益安神汤

【组成】党参、白术、黄芪、酸枣仁、夜交藤、合欢花、石菖蒲各 15g，远志、五味子、生地黄各 12g，木香 10g，甘草 8g。

【制法用法】水煎取汁。每日 1 剂，治疗 30 日。

【功效主治】健脾益气，养心安神。主治失眠。

白芍枳壳汤

【组成】白芍 20g，香附 10g，枳壳、柴胡、川芎、延胡索、泽兰、甘草各 15g。

【制法用法】水煎 2 次调匀。每日 1 剂，早晚分服，连服 15 天为 1 个疗程。

【功效主治】理气解郁，养血柔肝。主治由疲劳引起的失眠。

安神汤

【组成】珍珠母、石决明、淮小麦、夜交藤各 30g，合欢皮、赤芍各 15g，黄芩、柏子仁、麦冬、丹参各 9g，沙参 12g。

【制法用法】水煎服。每日 1 剂。

【功效主治】平肝潜阳，宁心安神。主治肝阳上扰、心神不宁而致的顽固性失眠症。

柔意汤

【组成】炙甘草、大枣、白芍各 6g，淮小麦、牡蛎各 30g，百合、生地黄、龙齿、黑芝麻各 12g，麦冬、柏子仁、竹茹各 9g，陈皮 2.4g。

【制法用法】水煎服。日 1 剂。

【功效主治】养心安神。适用于忧郁伤神型失眠。

苏梗合剂

【组成】苏梗 25g，柴胡、陈皮、青皮、枳实、薤白、升麻、旋覆花、瓜蒌各 10g，厚朴、香附各 15g。

【制法用法】水煎服。日 1 剂。

【功效主治】疏肝，理气，解郁。主治肝郁气滞型失眠。

解郁安神汤

【组成】香附、川芎、郁金、石菖蒲、茯神、炒酸枣仁各 15g，白芍、地龙各 10g，白术 8g，炙甘草 6g。

【制法用法】水煎取汁。每日 1 剂，分早、晚 2 次服。

【功效主治】疏肝解郁，通络安神。主治顽固性失眠。

疏肝安神汤

【组成】柴胡 12g，酸枣仁、白芍、柏子仁、茯苓各 15g，夜交藤 30g，合欢花 10g。

【制法用法】水煎取汁。每日 1 剂，睡前 30 分钟服。忌浓茶、咖啡及辛辣温燥食物。

【功效主治】疏肝健脾，宁心安神。主治失眠。

疏肝安寐汤

【组成】柴胡 10g，郁金 20g，枳实 15g，夏枯草、生龙骨、生牡蛎、酸枣仁、丹参、萱草花、法半夏各 30g，甘松 12g，附子 3g。

【制法用法】水煎取汁。每日 1 剂，分早、晚 2 次服。

【功效主治】疏肝养血，安神定志。主治失眠。

丹栀逍遥散

【组成】牡丹皮、山栀子、当归、白芍、柴胡、酸枣仁各 15g，茯神、白术各 12g，黄连、肉桂、薄荷、炙甘草各 10g，珍珠母、夜交藤各 30g，生姜 6g。

【制法用法】水煎取汁。每日 1 剂，分早、晚 2 次服。

【功效主治】疏肝解郁，降火宁神。主治失眠。

疏肝活血安眠汤

【组成】郁金、佛手、川芎、合欢皮、酸枣仁、柏子仁、远志、牡丹皮各 10g，丹参、夜交藤各 15g。

【制法用法】水煎。每日 1 剂，午餐后与晚上睡觉前分服。

【功效主治】疏肝，活血，安神。主治失眠。

菖远安眠汤

【组成】石菖蒲、炒远志、当归、合欢皮各 10g，茯苓、茯神、炒白芍、枸杞子各 15g，太子参、酸枣仁、丹参各 30g，柴胡、制香附各 9g，炙甘草 5g。

【制法用法】水煎取汁。每日 1 剂，分 2 次服，于中午饭后半小时及晚上临睡前服用，1 个月为 1 个疗程。

【功效主治】养血疏肝，安神定志。主治顽固性失眠。

丹栀逍遥散加减

【组成】牡丹皮、山栀子、柴胡、当归、白芍、薄荷（后下）各 10g，茯神 15g，夜交藤 30g。

【制法用法】水煎取汁。每日 1 剂，分早、晚 2 次服。

【功效主治】清心平肝，养血安神。主治顽固性失眠。

二仙汤加味方

【组成】仙茅、淫羊藿、当归、巴戟天、炙甘草、知母、川芎各 10g，丹参、百合、夜交藤、浮小麦各 30g。

【制法用法】水煎取汁。每日 1 剂，分早、晚 2 次服。

【功效主治】疏肝，补心，安神。主治老年顽固性失眠。

化瘀定志汤

【组成】桃仁、郁金、生地黄、红花各 9g，柴胡 10g，白芍 12g，当归、牛膝各 15g，合欢皮 25g，枳壳、甘草各 6g。

【制法用法】水煎取汁。每日 1 剂，分早、晚 2 次服。

【功效主治】疏肝解郁，活血化瘀。主治顽固性失眠。

疏肝宁神汤

【组成】柴胡 12g，酸枣仁、茯苓、郁金、白芍、合欢皮各

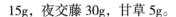

15g，夜交藤 30g，甘草 5g。

【制法用法】水煎取汁。每日 1 剂，分早、晚 2 次服。

【功效主治】疏肝解郁，宁心安神。主治失眠。

逍遥散合桂枝加龙骨牡蛎汤方

【组成】柴胡 15g，当归 18g，茯苓 24g，白术、桂枝、白芍各 12g，薄荷、大枣、炙甘草、生姜各 10g，生龙骨（先煎）、生牡蛎（先煎）各 30g。

【制法用法】水煎取汁。每日 1 剂，分早、晚 2 次服。

【功效主治】疏肝解郁，健脾化痰。主治顽固性失眠。

血府逐瘀汤加减

【组成】桃仁、枳壳、红花、当归各 10g，赤芍、柴胡、川芎各 15g，牛膝 18g，生地黄 12g，桔梗、甘草各 6g。

【制法用法】水煎取汁。每日 1 剂，分早、晚 2 次服。

【功效主治】疏肝理气，活血化瘀，主治老年顽固性失眠。

丹栀逍遥温甘汤

【组成】茯神、白芍、当归、陈皮各 15g，半夏、牡丹皮、山栀子、白术、枳实各 12g，柴胡、竹茹、甘草各 10g，小麦 20g，生姜 3g，大枣 8 枚。

【制法用法】水煎取汁。每日 1 剂，分早、晚 2 次服。

【功效主治】疏肝健脾，清热化痰。主治失眠。

甘麦大枣汤合半夏汤加减方

【组成】法半夏 12g，珍珠母、夏枯草各 20g，当归、陈皮、炙甘草各 10g, 合欢皮、浮小麦各 40g, 大枣 6 枚, 熟地黄 15g。

【制法用法】水煎取汁。每日 1 剂, 分早、晚 2 次服。

【功效主治】养心, 清肝, 和胃。主治顽固性失眠。

疏肝健脾汤

【组成】柴胡、香附、当归、合欢花各 15g, 党参、白术、茯苓各 18g, 白芍、生酸枣仁、生麦芽各 20g, 炙甘草 10g。

【制法用法】水煎取汁。每日 1 剂, 睡前 30 分钟服。

【功效主治】疏肝, 理气, 健脾。主治失眠。

安眠养心汤

【组成】酸枣仁、生龙骨、生牡蛎各 30g, 合欢皮、夜交藤、白芍各 20g, 生地黄 15g。

【制法用法】水煎取汁。每日 1 剂, 晚饭后服, 连服 15 日为 1 个疗程。

【功效主治】疏肝解郁, 调补心脾。主治失眠。

安神利眠汤

【组成】炒酸枣仁、夜交藤各 30g, 柏子仁、茯苓、茯神各 15g, 合欢皮 20g, 石菖蒲、远志、柴胡、制香附各 10g, 甘草 6g。

【制法用法】水煎取汁。每日 1 剂, 分 2 次, 于中午饭后半小时及晚上临睡前服, 1 个月为 1 个疗程。

【功效主治】疏肝解郁, 养脑宁心, 镇静安神。主治失眠。

平肝活血汤

【组成】柴胡、天麻、远志、桃仁各 10g, 龙骨、牡蛎、丹参、

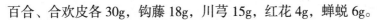

百合、合欢皮各 30g，钩藤 18g，川芎 15g，红花 4g，蝉蜕 6g。

【制法用法】水煎取汁。每日 1 剂，分下午 3 时及晚上 7 时服，4 周为 1 个疗程。

【功效主治】平肝活血，养心安神。主治重度失眠。

加味抑肝散

【组成】柴胡、钩藤、茯苓、合欢皮各 15g，白术、当归、川芎各 12g，炙甘草 6g，夜交藤 30g。

【制法用法】水煎取汁。每日 1 剂，分午后及晚上临睡前服，4 周为 1 个疗程。

【功效主治】疏肝解郁，养血柔肝。主治更年期失眠。

清肝宁神饮

【组成】钩藤（后下）、丹参、龙齿（先煎）、白芍、煅牡蛎（先煎）、夜交藤各 15g，酸枣仁、夏枯草、茯苓各 12g。

【制法用法】水煎 2 次，每次煎汁 200ml，将两次药液混匀。每日 1 剂，早餐后 1 小时服 1 次，晚上临睡前半小时服 1 次，10 日为 1 个疗程。

【功效主治】清肝，养心，宁神。主治失眠。

百合夏枯草方

【组成】百合 30g，夏枯草 15g。

【制法用法】水煎取汁。每日 1 剂，晚上睡前服。

【功效主治】养阴清热，滋补精血。主治阴虚肝旺之头晕头痛、烦躁失眠。

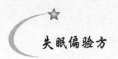

百合玄参方

【组成】百合 30g，玄参 12g。

【制法用法】水煎取汁。每日 1 剂，晚上睡前服。

【功效主治】养阴清热，凉血泻火。主治心烦失眠。

夜交藤生地黄方

【组成】夜交藤、生地黄各 10g，麦门冬 6g。

【制法用法】水煎取汁。每日 1 剂，晚上睡前服。

【功效主治】滋阴清热。主治阴虚火旺所致之心烦失眠。

生地黄麦门冬五味子方

【组成】生地黄 10g，麦门冬 6g，五味子 7 粒。

【制法用法】水煎取汁。每日 1 剂，晚上睡前服。

【功效主治】滋阴清热。主治阴虚火旺之心烦失眠。

百合夏枯草方

【组成】百合、夏枯草各 18g，枸杞子 12g。

【制法用法】水煎取汁。每日 1 剂，分早晚 2 次服。

【功效主治】养阴润肺。主治阴虚内热之失眠。

酸枣仁夏枯草百合方

【组成】酸枣仁 24g，夏枯草 18g，百合 30g。

【制法用法】水煎取汁。每日 1 剂，分早晚 2 次服。

【功效主治】宁心安神。主治阴虚内热之心烦急躁、失眠多梦。

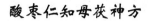

酸枣仁知母茯神方

【组成】酸枣仁 24g，知母、茯神各 9g，川芎 6g，甘草 5g。

【制法用法】水煎取汁。每日 1 剂，分早晚 2 次服。

【功效主治】生津润燥，宁心安神。主治虚烦失眠。

清心安神汤

【组成】夜交藤、生地各 10g，麦冬 6g。

【制法用法】水煎。于午休与晚上临睡前各服 1 次。

【功效主治】滋阴安神。主治阴虚火旺所致的失眠。

安神除烦汤

【组成】炒枣仁 10g，麦冬 6g，远志 3g。

【制法用法】水煎。于晚睡前顿服。

【功效主治】养阴安神。主治虚烦失眠。

养阴安神汤

【组成】酸枣仁、浮小麦、珍珠母各 30g，白芍、麦冬各 15g，黄芩、牡丹皮、生地黄各 10g，黄连、阿胶各 6g。

【制法用法】水煎服。日 1 剂，早晚服。

【功效主治】滋阴，清热，安神。主治阴虚火旺型失眠。

加减黄连阿胶汤

【组成】黄连 9g，黄芩、白芍各 6g，阿胶（烊化冲服）12g，鸡蛋黄 2 个。

【制法用法】水煎 2 次，两煎药液相合。每日 1 剂，

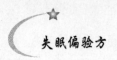

【功效主治】滋阴降火。主治失眠。

自拟睡灵汤

【组成】山药、白芍、酸枣仁各20g，五味子、夜交藤、当归、黄精、生地黄、熟地黄各15g，山茱萸、知母、白术、炙甘草、枸杞子各10g。

【制法用法】水煎取汁。每日1剂，分早、晚2次服。

【功效主治】滋阴敛阳，安神定志。主治老年人失眠。

百合安神汤

【组成】百合20g，酸枣仁、夜交藤、丹参各12g，合欢皮、茯神各10g，生龙骨、生牡蛎各15g，五味子6g。

【制法用法】水煎取汁。每日1剂，分早、晚2次服。

【功效主治】滋阴养血，宁心安神。主治顽固性失眠。

百合知母汤

【组成】百合20g，知母、炙甘草各10g，小麦30g，大枣6枚。

【制法用法】水煎取汁。每日1剂，分早、晚2次服。

【功效主治】养阴清热，除烦润燥。主治失眠。

补心通脉汤

【组成】太子参20g，麦门冬12g，枳壳、五味子各10g，郁金、生地黄各15g，炒酸枣仁24g，当归30g，益母草18g。

【制法用法】水煎取汁。每日1剂，分早、晚2次服。

【功效主治】益气养阴，活血通络。主治顽固性失眠。

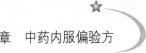

参麦汤

【组成】人参、五味子各 9g，麦门冬、茯神、酸枣仁各 15g，浮小麦、龙齿各 30g，百合 20g，炙甘草、大枣各 10g。

【制法用法】水煎取汁。每日 1 剂，分早、晚 2 次服。

【功效主治】补气养阴，养心安神。主治失眠。

清火养阴安神汤

【组成】生地黄 15g，莲子心、川黄连、朱灯心各 3g，茯苓、大枣、当归、白芍各 12g，甘草、五味子各 9g，浮小麦 50g，夜交藤 30g。

【制法用法】水煎取汁。每日 1 剂，头煎于晚饭后服，二煎在白天服，10 日为 1 个疗程。

【功效主治】清火，养阴，安神。主治失眠。

自拟枣仁百合汤

【组成】生龙骨（先煎）、生牡蛎（先煎）、酸枣仁、百合、淮小麦、白芍、夜交藤各 30g，川芎、炙甘草各 10g，知母、茯苓、合欢皮各 15g，当归 20g。

【制法用法】水煎取汁。每日 1 剂，10 日为 1 个疗程。

【功效主治】滋阴清热，养心除烦。主治阴虚型顽固性失眠。

夏氏睡眠方

【组成】酸枣仁、合欢皮、茯苓、炙远志各 15g，黄芪、夜交藤、淮小麦各 30g，白术 5g，丹参、龙骨各 20g，阿胶 10g。

【制法用法】水煎取汁。每日 1 剂，治疗 6 周。

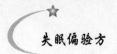

【功效主治】滋阴清热，健脾养心。主治虚证失眠。

安神定志汤加减方

【组成】茯苓（或茯神）、合欢皮、夜交藤各15g，远志、人参、石菖蒲、甘草各10g，龙齿（或龙骨）、炒酸枣仁各30g。

【制法用法】水煎取汁。每日1剂，分早晚2次服。

【功效主治】清火化瘀，安神定志。主治失眠。

百合地黄合酸枣仁汤方

【组成】百合30g，生地黄20g，酸枣仁15g，知母10g，茯苓12g，川芎、生甘草各6g。

【制法用法】浓煎取汁300ml。每日1剂，分早晚2次服，2周为1个疗程。

【功效主治】滋阴清热，养心安神。主治老年人失眠。

丹参枣仁汤

【组成】丹参、生龙骨、生牡蛎、夜交藤、合欢皮各15g，炒酸枣仁、柏子仁各10g。

【制法用法】水煎取汁。头煎加水300ml，取汁150ml，二煎加水200ml，取汁100ml，两煎药汁混合后。每日1剂，分早晚2次服，15日为1个疗程。

【功效主治】滋阴降浊，清火安神。主治失眠。

活血安眠汤

【组成】太子参、夜交藤、麦门冬、酸枣仁、桃仁、红花各15g，沙参、柏子仁、水蛭、葛根、炙甘草各10g，柴胡6g，朱砂

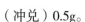

（冲兑）0.5g。

【制法用法】水煎取汁。将上药用水浸泡 1 小时后，用文火煎 30 分钟，取汁约 150ml，第二次煎 20 分钟，取汁 150ml。两次药液混匀。分 2 次服。其中朱砂于每晚睡前 1 小时用中药送服，最短服用 5 剂，最长服 25 剂，停用安眠药。

【功效主治】养阴清热，活血化瘀。主治顽固性失眠。

枣仁安神汤

【组成】炒酸枣仁、夜交藤各 30g，五味子 9g，珍珠母、生龙齿各 20g。

【制法用法】水煎取汁。每日 1 剂，1 个月为 1 个疗程。

【功效主治】滋阴，安神。主治失眠。

半夏汤

【组成】法半夏 12g，秫米（高粱米）、干百合各 30g，夏枯草、紫苏叶各 10g。

【制法用法】水煎服。每日 1 剂，日服 2 次。

【功效主治】交通阴阳。主治阳不入阴、阴阳失调型失眠。

天王补心丹加味方

【组成】酸枣仁、柏子仁、当归、天门冬、麦门冬各 9g，生地黄 12g，人参、丹参、玄参、白茯苓、五味子、远志、桔梗各 5g，磁石 20g。

【制法用法】水煎取汁。每日 1 剂，分早、晚 2 次服。

【功效主治】滋阴，养血，安神。主治阴血亏虚型失眠。

龟板龙骨方

【组成】龟板、龙骨各 60g，远志、石菖蒲各 30g。

【制法用法】将上药共研成细末，水泛为丸，如绿豆大。每次 3g，每日 3 次，温开水送服。

【功效主治】滋阴，补肾，益智。主治失眠健忘。

小麦、甘草方

【组成】小麦、甘草各 20g，五味子 10g，大枣 3 枚。

【制法用法】水煎取汁。每日 1 剂，分早晚 2 次服。

【功效主治】补肾，养心。主治失眠多梦、心悸健忘。

交泰饮

【组成】黄连、肉桂各 6g，玄参 10g。

【制法用法】水煎服。每日 1 剂，日服 2 次。

【功效主治】滋阴降火，交通心肾。主治心肾不交型失眠。

酸枣仁远志方

【组成】酸枣仁 30g，远志、五味子各 9g，甘草 3g。

【制法用法】水煎取汁。每日 1 剂，晚上睡前服。

【功效主治】滋阴益肾。主治心悸失眠。

牡蛎熟地汤

【组成】肉桂、桑螵蛸各 9g，仙茅、锁阳、熟地、当归、杜仲、牡蛎各 12g，金樱子、菟丝子各 15g。

【制法用法】水煎服。每日 1 剂，日服 2 次。

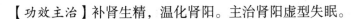

【功效主治】补肾生精，温化肾阳。主治肾阳虚型失眠。

补肾化痰汤

【组成】山药、山茱萸各12g，熟地黄15g，龙骨（先煎）、牡蛎（先煎）各15g，陈皮、半夏、茯苓、竹茹、枳实、川芎各10g，甘草6g。

【制法用法】水煎取汁。每日1剂，分早、晚2次服，1个月为1个疗程。

【功效主治】滋阴补肾，清热化痰。主治顽固性失眠。

加味枕中方

【组成】龟板（先煎）、龙骨（先煎）各15g，远志、石菖蒲各8g，黄连、肉桂各3g，酸枣仁、茯神各12g，甘草10g，浮小麦30g。

【制法用法】水煎取汁。每日1剂，分早、晚2次服。

【功效主治】补肾通心，降火除烦。主治顽固性失眠。

自拟地黄枣仁汤

【组成】炒酸枣仁、夜交藤各30g，生地黄、茯神、丹参各20g，山药、山茱萸、枸杞子、桑葚、合欢皮、五味子、川芎各15g，炙甘草10g。

【制法用法】水煎取汁。每日1剂，分早、晚2次服。

【功效主治】滋阴补肾，宁心安神。主治糖尿病引起的失眠。

安神镇肝汤

【组成】炒酸枣仁、炒柏子仁、丹参、珍珠母各30g，茯苓

25g，远志 12g，磁石（先煎）40g，甘草 5g，香附 15g。

【制法用法】水煎取汁。每日 1 剂，分早、晚 2 次服。

【功效主治】宁心安神，益肾镇惊。主治失眠。

百合清心调志汤

【组成】生地黄、熟地黄各 12g，百合、石斛、白芍、太子参各 10g，桂枝、知母各 5g，酸枣仁、白术各 12g，陈皮 6g。

【制法用法】水煎取汁。每日 1 剂，分早、晚 2 次服。

【功效主治】滋补肾阴，养血宁心。主治妇女更年期虚烦失眠。

补心汤

【组成】当归 15g，酸枣仁、丹参、茯神、远志、柏子仁、五味子、麦门冬各 10g。

【制法用法】水煎取汁。每日 1 剂，分早、晚 2 次服。

【功效主治】滋阴养肾，宁心安神。主治失眠。

交通心肾方

【组成】枸杞子、生地黄各 15g，川黄连 9g，当归、山茱萸、山栀子、茯神、远志各 12g，炒酸枣仁 30g，肉桂 3g。

【制法用法】水煎取汁。每日 1 剂，分早、晚 2 次服。

【功效主治】滋阴泻火，交通心肾。主治顽固性失眠。

自拟养营安神灵方

【组成】生地黄、桑寄生、党参、当归、熟地黄各 15g，山茱萸、怀牛膝、枸杞子、远志、五味子各 10g。

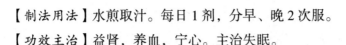

【制法用法】水煎取汁。每日 1 剂，分早、晚 2 次服。

【功效主治】益肾，养血，宁心。主治失眠。

促眠汤

【组成】酸枣仁、茯神、怀牛膝、大枣各 15g，炙远志 9g，夜交藤 30g，百合 20g，刺五加 12g，炙甘草 6g。

【制法用法】水煎取汁。每日 1 剂，分早、晚 2 次服。

【功效主治】活血祛瘀，交通心肾。主治失眠。

补肾活血祛瘀方

【组成】熟地黄、枸杞子、黄精、当归、川芎、葛根、桔梗、牛膝、甘草各 10g，珍珠母、夜交藤、酸枣仁各 20g。

【制法用法】水煎 2 次，每次加水 300ml，煎取药汁 100ml。每日 1 剂，分 3 次温服，14 日为 1 个疗程。

【功效主治】补肾活血，祛瘀安神。主治老年人失眠。

加味导赤散

【组成】生地黄 12g，通草 3g，竹叶、生甘草各 6g，灯心草 5g，牛膝、夏枯草各 10g，酸枣仁、女贞子、柏子仁、夜交藤各 20g，丹参 15g。

【制法用法】浓缩煎剂，每次 50ml。每日 2 次，口服，20 日为 1 个疗程。

【功效主治】清心利尿，滋阴降火。主治顽固性失眠。

山栀子淡豆豉方

【组成】山栀子 12g，淡豆豉 9g。

【制法用法】水煎取汁。每日 1 剂，晚上睡前服。

【功效主治】清热，泻火，凉血。主治心中懊恼、虚烦不眠。

秫米半夏方

【组成】秫米 30g，半夏 10g。

【制法用法】水煎取汁。每日 1 剂，晚上睡前服。

【功效主治】和胃安眠，燥湿化痰。主治胃有痰浊、胃气不和之失眠。

酸枣树皮方

【组成】酸枣树皮 30g，丹参 12g。

【制法用法】水煎取汁。每日 1 剂，晚上睡前服。

【功效主治】活血祛瘀。主治血瘀所致的头痛、失眠。

夜交藤合欢皮方

【组成】夜交藤 20g，合欢皮 15g，大枣 5 枚。

【制法用法】水煎取汁。每日 1 剂，晚上睡前服。

【功效主治】养心安神。主治虚烦不安、健忘失眠。

橘核方

【组成】橘核适量。

【制法用法】将橘核炒熟，研成细末。每次 5g，每日 2 次，早晚用温开水送服。

【功效主治】理气止痛。主治更年期失眠。

龙骨牡蛎方

【组成】生龙骨、生牡蛎各 15g，茯神、甘草各 10g。

【制法用法】水煎取汁。每日 1 剂，分早晚 2 次服。

【功效主治】重镇安神。主治心悸失眠、盗汗。

小麦炙甘草方

【组成】小麦 60g，炙甘草 18g，大枣 15 枚。

【制法用法】水煎取汁。每日 1 剂，分早晚 2 次服。

【功效主治】养心安神。主治神经衰弱、妇女脏躁之烦躁不宁、失眠健忘、盗汗。

丹参夜交藤方

【组成】丹参 18g，夜交藤 24g，生地黄 12g，百合 15g，五味子 9g。

【制法用法】水煎取汁。每日 1 剂，分早晚 2 次服。

【功效主治】养心安神，活血凉血。主治神经衰弱之心烦失眠。

养心安神汤

【组成】钩藤 20g，蝉蜕、黄菊花各 15g。

【制用法】水煎取汁。每日 1 剂，分早、晚 2 次服。

【功效主治】扶正祛风。主治春季失眠。

第二章　食疗偏方

一、药酒偏方

莲子菊花酒

【组成】甘菊花、干地黄、当归、莲子各 15g，酒曲、米饭各适量。

【制法用法】将甘菊花、干地黄、当归、莲子分别洗净，一同下锅，加水适量，置火上煎煮，去渣取汁，汁内加酒曲、米饭酿即成。或用菊花、莲子各 30g，干地黄、当归各 10g，浸入白酒（500ml）内，封固 7 日即成。每次饮 1 小盅，不拘时。

【功效主治】滋阴清热，安神助眠。适用于失眠症。

参术大枣酒

【组成】白参 20g，生姜 20g，炙甘草 30g，大枣 30g，白茯苓 40g，炒白术 40g，黄酒 1000ml。

【制法用法】将前 6 种原料共捣碎，置容器中，加入黄酒，密封，浸泡 3 日后即成。每日早晚各 20ml。

【功效主治】补气养血。适用于心脾两虚型失眠症。

人参三七酒

【组成】当归、黄芪各 20g，人参 2g，三七 6g，川芎 6g，五加皮、白术各 12g，五味子、茯苓各 8g，甘草 4g，白酒 1000ml。

【制法用法】将前 10 味药捣碎，置容器中，加入白酒，密封浸泡 15 天后，过滤去渣，即成。口服。每次服 20ml，日服 2 次。

【功效主治】补益气血，养心安神。适用于劳倦过度、久病虚弱、失眠多梦、食欲不振、倦怠乏力患者。

百益长寿酒

【组成】木樨花 25g，桂圆肉 12g，党参、生地、茯苓各 4.5g，白芍、白术、红曲、当归各 3g，川芎 1.5g，冰糖 75g，白酒 750ml。

【制法用法】将前 10 味研成粗末，放入布袋，置容器中，加入白酒，密封浸泡 6 天后，过滤去渣，加冰糖并，即可取用。口服。日服 3 次，每次 10~20ml；或不拘时，随量饮用。

【功效主治】益气健脾，补血养心。适用于心脾两虚、气血不足之乏力少气、食少脘满、失眠患者。

养神酒

【组成】桂圆肉 125g，熟地黄 45g，枸杞子、白茯苓、怀山药、莲子肉、当归身各 30g，五味子、酸枣仁、薏苡仁、续断、麦冬各 15g，木香、大茴香各 7.5g，丁香 3g，白酒 5000ml。

【制法用法】将前 15 味药研细末，同放入布袋，置容器中，加入白酒，密封，隔水加热至药材浸透，取出，浸泡 7 天后，过滤去渣，即成。口服。每次服 15~20ml，日服 2 次。

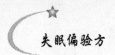

【功效主治】补益心脾。适用于心悸失眠患者。

洋参菖蒲酒

【组成】西洋参片 30g，石菖蒲 200g，白酒 1250ml。

【制法用法】将石菖蒲洗净，用温水浸软切碎，上笼蒸 20 分钟，与西洋参片一起装入绢袋内。白酒注入罐中，放入药袋，密封罐口，浸泡，夏秋 7 日，春冬 14 日即成。每次饮 20ml，每日 2 次。

【功效主治】健脾益气，养心安神。适用于心脾两虚型失眠患者。

洋参枸杞酒

【组成】西洋参 20g，枸杞子 100g，白酒 1000ml，冰糖 300g。

【制法用法】将西洋参浸润后切片，放入酒瓶里；枸杞子除去杂质，冲洗干净，晾干后放入酒瓶里。将白酒倒入酒瓶内，加盖密封，浸泡 10~15 日，每日摇晃 1 次，泡至药味消失时，将酒沥入另一干净的酒瓶里。锅内加入适量的水，放入冰糖，加热熬至冰糖溶化，待糖汁变黄色黏稠时，倒入酒中搅匀，静置，澄清后即成。每日饮 10~20ml。

【功效主治】滋阴养血。适用于阴亏血少型失眠患者。

丁香莲子养神酒

【组成】丁香 6g，熟地黄 90g，莲子、枸杞子、白茯苓、怀山药、当归各 60g，薏苡仁、酸枣仁、麦冬、川续断各 30g，广木香、大茴香各 15g，桂圆肉 250g，冰糖 200g，白酒 5000ml。

【制法用法】将茯苓、山药、薏苡仁、莲子研为细末。熟地黄、枸杞子、当归、酸枣仁、麦冬、川续断、广木香、大茴香、丁香分别洗净，与桂圆肉一起装入容器中，加入白酒、冰糖密封，隔水加热至药材浸透，静置数日后，过滤去渣即成。饮用，每次 10~20ml，每日 2 次或不拘时，适量饮用。

【功效主治】益精血，补心脾，安神定悸。适用于失眠患者。

养心安神酒

【组成】枸杞子 45g，酸枣仁 30g，五味子 25g，香橼 20g，制何首乌 10g，红枣 15 枚，白酒 1000ml。

【制法用法】将前 6 味药粗碎，放入布袋，置容器中，加入白酒，密封，浸泡 7 天后。过滤去渣，即成。口服。每晚临睡前服 20~30ml。

【功效主治】养肝安神。适用于失眠多梦、头晕目眩患者。

补心酒

【组成】麦冬 30g，生地 22g，柏子仁、桂圆肉、当归、白茯苓各 15g，白酒 2500ml。

【制法用法】将前 6 味切碎，放入布袋，置容器中，加入白酒，密封，浸泡 7 天后，过滤去渣，即成。口服。每次服 10~15ml，日服 2 次。

【功效主治】滋阴安神。适用于心悸失眠、精神疲倦患者。

桑椹桂圆酒

【组成】桑椹、桂圆肉各 20g，莲子肉 15g，白酒 500ml。

【制法用法】将上药置容器中，加入白酒，密封，浸泡 7 天后即可取用。口服。每次服 20ml，日服 3 次。

【功效主治】滋阴，养血，安神。适用于心悸失眠、体弱少力、耳聋目眩患者。

健脑酒

【组成】远志、五味子、菟丝子各18g，地骨皮24g，熟地黄18g，川芎12g，石菖蒲24g，白酒1000ml。

【制法用法】将以上药略捣烂，与白酒同置容器中，密封浸泡1周以上即成。佐餐食用。

【功效主治】滋阴养血。适用于阴血亏损型失眠患者。

益脑酒

【组成】远志、熟地黄、菟丝子、五味子各36g，石菖蒲、川芎各24g，地骨皮48g，白酒1200ml。

【制法用法】将以上中药加工粉碎，装入细纱布袋扎紧，放入坛内，倒入白酒，加盖密封，置阴凉处，经常摇动。7日开封过滤即成。佐餐食用。

【功效主治】补益心肾，益智健脑。适用于心肾不交型失眠患者。

淫羊藿合欢酒

【组成】合欢皮25g，淫羊藿50g，白酒500ml。

【制法用法】将淫羊藿、合欢皮加工研碎，置容器中，加入白酒，密封，浸泡7日，每日振摇1次即成。每日早晚各15ml。

【功效主治】温补肾阳。适用于肾阳不足型失眠患者。

苁蓉安神酒

【组成】肉苁蓉 25g，大枣 60g，仙茅 25g，黑豆 30g，淫羊藿 25g，当归 15g，陈皮 15g，丹参 15g，远志 15g，枸杞子 15g，黄酒 2000ml，白酒 2000ml。

【制法用法】将肉苁蓉、大枣、仙茅、黑豆、淫羊藿、当归、陈皮、丹参、远志、枸杞子制成粗末，入布袋，置容器中，加入黄酒、白酒，密封，隔水加热 90 分钟，取出。密封 1 星期后即成。每日早晚各 15ml。

【功效主治】温补肾阳。适用于肾阳不足型失眠患者。

山药茱萸酒

【组成】怀山药 100g，山茱萸 30g，五味子、人参各 10g，白酒 1000ml。

【制法用法】将前 4 味药捣碎，置容器中，加入白酒，密封浸泡 15 日后，过滤去渣，即成。口服。每次服 15~20ml，日服 2 次。

【功效主治】益精，健脾。适用于体质虚弱、头晕目眩、心悸怔忡、失眠多梦、遗精早泄、盗汗患者。

枸杞子药酒

【组成】枸杞子 250g，熟地黄、黄精（蒸）各 50g，百合、制远志各 25g，白酒 5000ml，白糖 500g。

【制法用法】将前 5 味药研成粗末，放入布袋，置容器中，加入白酒，加盖隔水蒸至沸腾，倾入缸中，密封，浸泡 30~40 天后，每日搅拌 1 次。到时取出药袋，再将布袋压榨取汁入缸，加入白糖，搅拌，静置数日，过滤去渣，即成。口服。每次服10~15ml，日服2次。

【功效主治】滋肾益肝。适用于肝肾不足之失眠、虚劳羸瘦、腰膝酸软患者。

五精酒

【组成】黄精200g，枸杞子250g，天门冬250g，炒白术200g，松叶300g，白酒3000ml。

【制法用法】将诸药去净杂质灰渣，共捣为粗末，装入干净瓶中，倒入白酒，加盖密封，置阴凉干燥处。经常摇动几下，经15日后即成。可开封，澄清取饮。佐餐食用。

【功效主治】补精益髓。适用于肾精亏虚型失眠患者。

二、主食偏方

菠菜肉饺

【组成】菠菜1500g，人参10g，猪瘦肉500g，面粉1000g，生姜末10g，葱花20g，胡椒粉、花椒粉各3g，酱油50ml，香油5ml，食盐适量。

【制法用法】将菠菜择洗干净，去茎留叶，搓成菜泥，加入清水适量搅匀，用纱布包好，挤出菜汁；人参润软切片，烘脆研末；猪瘦肉洗净，剁成茸；把猪肉茸与食盐、酱油、生姜末、胡椒粉、花椒粉拌匀，加清水适量搅拌成糊状，放入葱花、人参粉、香油，拌匀成馅。将面粉加入菠菜汁和好揉匀，如菠菜汁不足可加适量清水，揉至表面光滑为止，再揉成长条分为200个剂子，擀成圆薄面皮，加馅逐个包成饺子。之后把饺子入沸水锅中煮熟即成。作主食食用。

【功效主治】益气，生津，安神。适用于失眠患者。

牛奶茭白汤面

【组成】茭白 200g，白菜心 25g，面条 250g，牛奶 300ml，精盐、味精、植物油、鸡油、黄酒、葱花、生姜末各适量。

【制法用法】将茭白去皮，切成滚刀块，放入开水中煮几分钟取出，沥干水分。白菜心切小块。炒锅上火，放油烧热，倒入葱花、生姜末煸出香味，加白菜心煸炒至断生时，烹入黄酒，加牛奶、精盐、味精，烧开后先下面条煮熟，再放入茭白块煮开，淋入鸡油即成。当主食食用。

【功效主治】清热化痰。适用于失眠患者。

竹茹芦根粥

【组成】竹茹 15g，鲜芦根 150g，粳米 50g。

【制法用法】将芦根洗净后切小段，竹茹拣净杂质，放入砂锅中，加水煎煮 20 分钟，取汁备用。将淘净的粳米放入砂锅中，加水煮至粥将成时，调入备用汁，拌匀后以小火煨煮 10 分钟即成。睡前 1 小时食用。

【功效主治】清化痰热，和胃宁神。适用于失眠患者。

茯苓山药包子

【组成】茯苓、山药各 50g，面粉 500g，猪肉 250g，食盐、味精、料酒、生姜末、白糖、花椒粉、鸡汤、香油各适量。

【制法用法】将茯苓放入淘米水中浸渍一宿，洗净，蒸熟，放入砂锅中，加清水适量，煎取浓汁；山药烘干，研成细粉；猪肉洗净，切成小块剁烂，加入食盐、味精、料酒、生姜末、白糖、花椒粉，用鸡汤、茯苓药汁搅拌成稀糊状，滴入香油制成馅。再用温水、少许茯苓汁调和山药粉、面粉，和成团充分揉匀，撕成剂子，擀成圆薄面皮，加馅逐个包成包子，放入蒸锅中蒸熟即成。作主食食用。

【功效主治】健脾，安神。适用于心脾两虚之失眠健忘。

利眠饼

【组成】茯苓 10g，酸枣仁 30g，法半夏 6g，黄芪 12g，小麦面粉 400g，白糖适量。

【制法用法】将茯苓、酸枣仁、法半夏、黄芪水煎 2 次，去渣取汁备用。把小麦面粉和白糖放容器内混匀，用药汁及适量清水调和，制成面饼若干，煎熟即成。作主食食用。

【功效主治】健脾安神。适用于失眠患者。

玉竹茯神饼

【组成】玉竹 20g，茯神、白糖各 30g，粳米 100g。

【制法用法】将玉竹洗净晒干，切片，研成细粉；茯神洗净切片，阴干，研成细粉；粳米淘洗干净，晒干，研成细粉。把粳米粉、玉竹粉、茯神粉、白糖一同放入盆中，加适量清水调成糊状，再将其糊用平底锅摊烙成薄饼。当点心，随意食用。

【功效主治】滋阴健脾。适用于失眠患者。

八宝饭

【组成】白扁豆 25g，薏苡仁 25g，莲子肉（去心）25g，核桃仁 25g，桂圆肉 25g，大枣 25g，糖青梅 10g，糯米 200g，白糖适量。

【制法用法】前 3 种原料先用温水泡发后煮熟备用，大枣洗净以水泡发，核桃炒熟，糯米淘净，放入盆中加水蒸熟备用。取大碗 1 个，内涂一薄层熟猪油，碗底摆好糖青梅、桂圆肉、大枣、核桃仁、莲子、白扁豆、薏苡仁，最后放熟糯米饭，再上锅蒸 20 分钟，然后将饭扣在大圆盘中，再用白糖加水熬汁，浇在饭上即成。当主食食用。

【功效主治】健脾，益阴。适用于失眠患者。

茯苓煎饺

【组成】茯苓 600g，面粉 500g，白糖、桂花各适量。

【制法用法】将茯苓研成粉末，放入碗内，加入白糖、桂花，搅拌均匀，即成为馅料。面粉加开水烫面，拌匀和成面团，放在案板上摊开冷却，揉匀揉透，饧面 10 分钟后，揉搓成长条，揪成小面剂，压扁，擀成中间稍厚的圆形面皮。将馅料打入面皮里，包捏成饺子生坯。笼里铺好湿笼布，将生坯摆在笼布上，大火蒸熟即成。当主食食用。

【功效主治】健脾益气。适用于失眠患者。

莲花馒头

【组成】面粉 200g，面肥 40g，果酱 60g，豆沙馅 125g，熟植物油、白糖、碱液各适量。

【制法用法】将面粉放盆内，加面肥、温水揉匀。待面团发酵后，再兑入碱液揉匀，饧过。炒锅上火，放入清水，加入白糖，用小火烧至白糖起泡，再放入果酱，烧至发黏时，将锅离火，倒入容器内。将饧过的面团擀成厚 8cm、宽 5cm、长度不限的长方形面片，抹上果酱，由上向下横着卷起，然后切成8个相等的剂子。将每个剂子按扁，再擀成中间稍厚、边缘稍薄的圆皮，遂左手托皮，右手放入豆沙馅，再收严剂口呈馒头状，在顶端交叉切3刀，呈六瓣即成。待蒸锅上汽时，将生坯摆入屉内，盖上盖，用大火蒸约15分钟即熟，取出，然后将烧好的果酱汁点缀在顶部即成。当主食食用。

【功效主治】健脾益气。适用于失眠患者。

黄鱼汤面

【组成】黄鱼200g，面条500g，植物油50ml，雪里蕻100g，黄酒5ml，精盐4g，味精2g，葱20g，生姜末3g。

【制法用法】将黄鱼洗净，打刀花（在鱼腹划上几刀），雪里蕻切末。炒锅上火，放油烧热，下入黄鱼煎两面黄时，放入黄酒，加盖闷一会儿，放入清水，饶开后下入面条煮熟，再加入雪里蕻、精盐、葱、生姜，改大火，烧开后，放味精倒入碗内即成。当主食食用。

【功效主治】健脾益肾。适用于失眠患者。

牛奶鸡蛋糕

【组成】牛奶200ml，鸡蛋4个，面粉500g，白糖100g，葡萄干50g，发酵粉10g，植物油70ml，青梅50g。

【制法用法】将面粉放入盆内，先加发酵粉，打入鸡蛋，加入白糖，再慢慢加入牛奶、植物油，调和均匀。将葡萄干洗净，青梅切小丁待用。将平底锅上火烧热，倒入20ml油，使锅底沾匀，倒入和好的面粉，摊平，上面撒上葡萄干和青梅丁，盖上盖，用最微的火烤10分钟即成。当主食食用。

【功效主治】健脾，宁心。适用于失眠患者。

酸枣仁小米粥

【组成】酸枣仁 30g，小米 100g，蜂蜜 30ml。

【制法用法】将酸枣仁洗净烘干，研成细末；小米淘洗干净放入锅中，加水 1000ml，用武火煮沸后，改用文火熬煮成稀粥，快熟时加入酸枣仁末。起锅后再调入蜂蜜，搅匀即成。每日 2 次，温热服食。

【功效主治】润燥，安神。适用于纳食不香、夜寐不宁等。

枣莲绿豆粥

【组成】粳米、白糖各 100g，绿豆、莲子各 20g，大枣 30g。

【制法用法】将粳米与绿豆分别淘洗干净，一同放入锅中，加入清水适量，用武火煮沸后，加入洗净的大枣、莲子，改用文火再煮 30 分钟，至粳米、莲子和绿豆酥烂粥将成时，调入白糖，再稍煮片刻即成。早晚分食。

【功效主治】补益心脾。适用于心脾两虚型失眠患者。

远志莲子粥

【组成】远志 30g，莲子 15g，粳米 50g。

【制法用法】将远志浸泡去心皮烘干，与莲子一同研成细粉。把淘洗干净的粳米放入锅中，加入清水 500ml，用武火煮沸后，改用文火熬煮成稀粥，待粥将成时，入远志、莲子粉，再稍煮片刻即成。每日 1 剂，随意食用。

【功效主治】补脾养心。适用于失眠健忘、心悸怔忡。

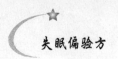

茯神莲心大枣粥

【组成】茯神 6g，莲子心 10g，大枣 10 枚，粳米 100g，白糖 20g。

【制法用法】将茯神碾成细粉，再将淘洗干净的粳米入锅，加水 1000ml，先用大火烧开，再改用小火熬煮，待粥快熟时将白糖、茯神粉和洗净的莲子心、大枣加入锅中，稍煮即成。每日早晚餐食用。

【功效主治】健脾除烦，益智宁心。适用于失眠患者。

桂圆黑糯米粥

【组成】桂圆肉 20g，黑糯米 100g。

【制法用法】将黑糯米淘洗干净，与洗净的桂圆肉同入锅中，加适量水，先用大火煮开，再改以小火煨炖成粥即成。每日早晚餐食用。

【功效主治】补益心脾。适用于失眠患者。

玄参桂圆粥

【组成】玄参 10g、桂圆肉 10 枚，糯米 100g，白糖少许。

【制法用法】将桂圆肉去壳去核，与玄参一同冲洗干净，切成小块。糯米淘洗干净。取锅放入清水、桂圆肉和糯米，先用大火煮开后，再改用小火煮至粥成，以白糖调味后即成。每日早晚餐食用。

【功效主治】养心安神，补脾止泻。适用于失眠患者。

灵芝刺五加粥

【组成】灵芝粉 6g，刺五加粉 3g，燕麦（或小麦）面 50g，山楂 15g，白糖、植物油各适量。

【制法用法】瓦罐中放 500ml 清水加山楂煮开，将凉水调匀的灵芝粉、刺五加粉、燕麦面和白糖缓缓搅入山楂水中，小火煮 5 分钟加植物油适量即成。空腹食用，可间断服用。

【功效主治】健脾，补心，养肝。适用于失眠患者。

归芪麦片粥

【组成】党参 15g，黄芪 15g，当归 10g，枣仁 10g，甘草 10g，丹参 12g，桂枝 5g，桂圆肉 20g，大枣 5 枚，麦片 60g。

【制法用法】将党参、黄芪、当归、枣仁、甘草、丹参、桂枝先洗净，用水浸泡 1 小时，捞出加水 1000ml，煎汁去渣，入麦片、桂圆肉、大枣，共煮至粥即成。每日早晚餐食用。

【功效主治】健脾养心，益气补血。适用于失眠患者。

参芪枣仁粥

【组成】人参 5g，黄芪 30g，酸枣仁 20g，粳米 100g，白糖 15g。

【制法用法】将人参、黄芪、酸枣仁水煎，去渣取汁，与粳米煮粥，粥熟加入白糖搅溶即成。每日 1 剂，分 2 次食用。

【功效主治】补益心脾。适用于失眠患者。

花生桂圆枸杞粥

【组成】花生仁 50g，桂圆肉 15g，枸杞子 10g，大枣 5 个，糯米 100g。

【制法用法】将花生仁、桂圆肉、枸杞子、大枣、糯米分别洗净。锅内加水适量，置于中火上，放入花生仁、糯米，煮开后

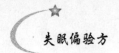

30 分钟，加入桂圆肉、枸杞子、大枣，煮成稀粥即成。晨起空腹食用，晚上睡前食用，每日 1 剂。

【功效主治】养心安神。适用于失眠患者。

玫瑰糕

【组成】面粉 500g，面肥 50g，食碱 5g，鲜玫瑰花、白糖各 150g，葡萄干、青梅各 50g。

【制法用法】将面肥用温水调匀，倒入盆内，加入面粉和适量水，和成面团，发酵。将鲜玫瑰花洗净，搓碎。青梅切成小丁，与葡萄干拌和在一起，备用。待面团发酵后，先加碱揉匀，再加入鲜玫瑰花和白糖揉匀，然后做成 3cm 厚的四方形面片，待用。把面片逐个光面朝上放在蒸笼中，将青梅丁、葡萄干均匀地撒在上面，稍按一下，在大火上蒸 40 分钟即熟，取出，冷却后切成块即成。当主食食用。

【功效主治】疏肝解郁。适用于失眠患者。

柴胡菊花决明粥

【组成】柴胡 10g，决明子 10g，菊花 15g，粳米 100g，冰糖 15g。

【制法用法】将柴胡、决明子、菊花拣去杂质、洗净后加水煎煮 20 分钟，取汁。将淘净的粳米放入砂锅加水煮粥，粥将成时调入药汁，以小火煨煮 15 分钟，加入冰糖至溶化即成。每日早晚分食。

【功效主治】疏肝清热。适用于失眠患者。

香菇肉饺

【组成】水发香菇 150g，五花猪肉 150g，虾仁 50g，去皮笋 50g，韭菜 50g，火腿肉 25g，山芋粉 250g，精盐、味精、黄酒、鲜汤、湿淀粉、麻油各适量。

【制法用法】将香菇、虾仁、笋、韭菜、火腿分别洗净后切成碎末。五花肉去皮骨，洗净后切成碎末。炒锅上火，加入麻油，将以上各料下锅略炒，烹入黄酒、味精、精盐、鲜汤、烧透后用湿淀粉勾芡，淋上麻油炒匀成馅心，起锅装在盆内，冷却后备用。将山芋粉放入碗内，冲入开水拌和，倒在案板上揉成团，擀成扁圆形薄皮，放入馅心包拢，制成蒸饺形状，捏成荷叶边形，放入蒸笼内，上锅用大火蒸 5 分钟出锅，饺底蘸上麻油，即成。当主食食用。

【功效主治】滋阴润燥。适用于失眠患者。

香菇海参包

【组成】水发香菇 150g，水发海参 150g，猪肉 150g，熟鸡肉 25g，火腿肉 25g，玉兰片 25g，面粉 1000g，面肥 250g，酱油、味精、精盐、花椒粉、碱水、生姜、葱、海米、麻油各适量。

【制法用法】将香菇、海参、玉兰片洗净后均切成丁。熟鸡肉、火腿肉也切成丁。猪肉洗净后剁成蓉。以上各料共入盆内，加酱油、麻油。花椒粉、精盐、味精、葱花、生姜末、海米麻油搅拌成馅。面粉内加面肥、温水和成发酵面团，待面团发酵后揉匀加碱水搓成 3cm 粗的长条，按常规做成包子。将包子放入蒸笼内，用大火蒸约 10 分钟即成。当主食食用。

【功效主治】滋阴养血。适用于失眠患者。

麦冬莲子茯神羹

【组成】麦门冬 20g，莲子 30g，茯神 10g，蜂蜜 30ml。

【制法用法】将莲子、茯神分别洗净，晒干，研成细粉备用。把麦门冬洗净放入锅中，加适量清水，煎煮成稠汤，去渣取汁，趁热加入莲子粉、茯神粉，煮成稠羹，待温时加入蜂蜜，搅拌均匀即成。早晚分食。

【功效主治】滋阴安神。适用于阴虚火旺型失眠患者。

玉竹粳米粥

【组成】沙参、玉竹各 15g，粳米 60g。

【制法用法】将沙参、玉竹用布包好煎汤，去渣、入粳米煮粥食。每天 1 次，连服数天。

【功效主治】滋阴润肺。适用于失眠患者。

阿胶枣仁粥

【组成】阿胶 20g，枣仁 15g，糯米 100g，红糖 15g。

【制法用法】将淘洗干净的糯米入锅，加水 1000ml，用大火烧开后再改用小火熬煮成稀粥，再加入捣碎的阿胶粒及研碎的枣仁，边煮边搅匀，调入红糖即成。每日早晚餐食用。

【功效主治】养血，宁心。适用于失眠患者。

天麻猪脑粥

【组成】天麻 10g，猪脑 1 个，粳米 250g。

【制法用法】猪脑挑去血筋，洗净，天麻洗净切片，粳米洗净，与猪脑一同放入砂锅内，加水适量，用大火烧开后再改用小火熬煮 30 分钟左右，直至米烂粥稠即成。每日早晚餐食用。

【功效主治】补益肝肾。适用于失眠患者。

五味粥

【组成】大麦仁 150g，酸枣仁 10g，五味子 10g，麦冬 10g，嫩莲子 20g，桂圆肉 20g。

【制法用法】将酸枣仁、五味子捣碎，与麦冬同煮，浓煎取汁。莲子去心煮烂备用。另将淘洗干净的大麦仁入锅，加水煮粥，临熟时加入酸枣仁等浓煎药汁、莲子、桂圆肉，以煮熟即成，食用时可加糖。每日早晚餐食用。

【功效主治】滋阴养心。适用于失眠患者。

苁蓉柏子仁烧饼

【组成】肉苁蓉（去皮）100g，羊肉块 500g，干姜 15g，柏子仁 30g，胡椒 0.3g，荜茇 0.3g，面粉适量。

【制法用法】把肉苁蓉、干姜、柏子仁、胡椒、荜茇等去净杂质，共捣为细末，过筛，取细粉末，与羊肉块共剁细，混合均匀，为馅心。面粉加水揉成面团，切成小块状，制成饼皮，加馅心做成饼，烤至两面金黄色，熟透即成。当点心食用。

【功效主治】温补肾阳。适用于失眠患者。

茯神核桃饼

【组成】茯苓粉 500g，核桃仁 300g，蜂蜜 800ml，桂花 50g，面粉 1250g，淀粉 500g，白糖 100g。将面粉、茯苓粉、淀粉加水调成面浆，烘制皮子。

【制法用法】将蜂蜜、白糖熬溶，加入核桃仁、桂花拌匀成为馅。食用时，可取馅 40g 平摊于 1 张皮子，再覆上 1 张皮子即成。当主食食用。

【功效主治】补肾，宁心。适用于失眠患者。

淫羊藿荔枝面

【组成】荔枝肉 100g，淫羊藿 15g，面条 500g，山药 400g，黄酒、酱油各 10ml，精盐适量。将淫羊藿加水煎汁，滤渣取汁。

【制法用法】山药煮熟后去皮、切段。荔枝肉放水煮熟，加入药汁、黄酒、精盐、酱油，煮开，拌入山药段并压泥直至山药完全溶开。另起锅将面条下好，捞出面条倒入荔枝山药汤中即成。当主食食用。

【功效主治】补肾，宁心。适用于失眠患者。

补肾健脑糕

【组成】花生仁 75g，黑芝麻 20g，枸杞子 15g，玉米粉、山药粉各 200g，红糖适量。

【制法用法】将花生仁捣烂。把黑芝麻碾碎，与花生仁、枸杞子放一起，加适量红糖，加入玉米粉、山药粉混匀，加水适量，和匀，做成糕坯，蒸熟即成。每日早餐食 50g。

【功效主治】补肾固精。适用于失眠患者。

牡蛎阿胶枸杞粥

【组成】牡蛎肉、粟米各 100g，枸杞子 30g，阿胶 10g，湿淀粉、黄酒、葱花、姜末、食盐、味精、五香粉各适量。

【制法用法】将洗净的牡蛎肉剁成糜糊，盛入碗中，加湿淀粉、黄酒、葱花、姜末搅拌均匀备用。枸杞子、粟米分别淘洗干净，一同放入砂锅中，加入适量清水，武火煮沸后，改用文火煨煮30分钟，使之成粥状。阿胶洗净后放入另一锅中，加水煮沸，待完全烊化，调入煨煮的枸杞粟米粥中，放入牡蛎肉糜糊，充分搅拌，继续用文火煨煮至牡蛎肉、粟米熟烂粥成，加食盐、味精、五香粉调和，再稍煮片刻即成。早晚分食。

【功效主治】补肾，养血。适用于阴虚型失眠患者，对伴有自汗、盗汗者尤为适宜。

八宝大枣粥

【组成】白扁豆、薏苡仁、莲子肉、大枣、核桃仁、桂圆肉各15g，糖青梅5个，糯米150g，白糖适量。

【制法用法】将白扁豆、薏苡仁、莲子肉、大枣洗净以温水泡发，核桃仁捣碎，糯米淘洗干净，所有原料一同入锅，加水1500ml，用大火烧开后再改用小火熬煮成稀粥即成。佐餐食用。

【功效主治】补气益肾。适用于失眠患者。

海参猪肉粥

【组成】海参30g，猪瘦肉250g，粳米100g，白糖适量。

【制法用法】将猪肉洗净切成小片，与泡发好的海参和淘洗干净的粳米一同入锅，加水1000ml，用大火烧开后改用小火熬煮成稀粥，调味即成。每日服1剂，早、晚食用，连服7~15日。

【功效主治】补肾，健脾。适用于失眠患者。

人参核桃仁茯苓粥

【组成】白参3g，核桃仁10g，茯苓15g，生姜5片，粳米100g。

【制法用法】将白参、茯苓同煎取汁，共3次，合并3次煎汁。将核桃仁捣烂，与煎汁、生姜、粳米（预先淘净）共煮为粥即成。亦可将煎汁与核桃仁分2份，早晚分别与粳米煮粥食用。每日早晚餐食用。

【功效主治】补肾，健脾。适用于失眠患者。

鹿茸粉粥

【组成】鹿茸粉3g，粳米50g，精盐适量。

【制法用法】将粳米煮粥，数开后调入鹿茸粉，加少许精盐，同煮为稀粥即成。每日早晚餐食用。

【功效主治】补肾益精。适用于失眠患者。

长寿面

【组成】胡萝卜1个，嫩笋1小枝，香菇30g，猪肉150g，墨鱼（中等大小）1条，桂圆肉20g，卤蛋3个，鸡汤约2000ml，面条、姜汁、葱花、猪油、料酒、酱油各适量。

【制法用法】胡萝卜、嫩笋分别洗净，切片；香菇水发、切成丝；猪肉洗净切成薄片；墨鱼宰杀，去肠足洗净，在沸水中烫过，切成片；桂圆肉用开水浸泡1小时，待其柔软备用；卤蛋切为两半。炒锅上旺火，放入猪油，先炒胡萝卜，再加入嫩笋、猪肉片共炒，随即放入鸡汤、姜汁，继而加墨鱼、香菇，用酱油、料酒调味，盖锅煮沸后放入葱花，略煮一下，离火。用另一个锅将面条煮好，分盛6碗，分别放入煮好的汤菜，将桂圆肉倒上，卤蛋半个盖在上面即成。作主食食用。

【功效主治】补养元气，益脑宁神。适用于神经衰弱之失眠、体倦乏力。

芡实八宝粥

【组成】芡实、薏苡仁、白扁豆、莲子、山药、大枣、桂圆、百合各 6g，大米 150g。

【制法用法】先将芡实、薏苡仁、白扁豆、莲子、山药、大枣、桂圆、百合一同放入锅中，煎煮 40 分钟，再放入大米继续煮至熟烂成粥。分顿调入白糖食用，连吃数日。

【功效主治】健脾，补气，养血。适用于体虚引起的失眠。

莲子粟米粥

【组成】莲子 50g，粟米 100g，猪瘦肉末 30g，精盐适量。

【制法用法】将莲子、粟米分别洗净后一同放锅内，加水适量，置火上共煮粥。粥将熟时放入猪瘦肉末煮至熟，加精盐调味即成。经常食用。

【功效主治】安神。适用于心神不宁、焦躁之失眠患者。

四、汤类偏方

银耳莲子汤

【组成】银耳 10g，鲜莲子 30g。

【制法用法】将银耳、鲜莲子淘洗干净，一同放入锅中，加入清水适量，煮成鲜莲银耳汤。每日 1~2 次，于晚上睡前或分早、晚服用。

【功效主治】清热，安神。适用于夜寐多梦之失眠。

百合兔肉汤

【组成】百合 50g，兔肉 200g，盐少许。

【制法用法】将兔肉洗净切成小块，与百合一道加盐共炖熟。每日1次，顿服。

【功效主治】清心，安神。适用于失眠患者。

沙参心肺汤

【组成】沙参15g，玉竹15g，猪心1个，猪肺1个，葱段25g，精盐3g。

【制法用法】沙参、玉竹择净后用水漂洗干净，再放入纱布袋内。猪心、猪肺冲洗干净，挤尽血污。再将沙参、玉竹、猪心、猪肺、葱段和适量水一同入锅，大火烧开后改用小火炖约1小时，至猪心、猪肺熟透时，加盐调味即成。佐餐食用。

【功效主治】润肺，生津，养心。适用于失眠患者。

银耳杏仁豆腐汤

【组成】猪瘦肉200g，银耳25g，甜杏仁50g，豆腐150g，玉米粒50g，火腿片、精盐各适量。

【制法用法】将银耳用水浸透泡发，洗净备用。玉米粒、甜杏仁、豆腐、火腿片、猪瘦肉用水漂洗干净切片，甜杏仁去衣，豆腐切成片，火腿切成小方块，猪瘦肉切成粒状。汤锅上火，加适量水，用大火烧开，下入银耳、甜杏仁、玉米粒、火腿片、猪瘦肉片，改用中火炖约1小时，加入豆腐和精盐适量即成。佐餐食用。

【功效主治】清热润燥。适用于失眠患者。

百合猪肉汤

【组成】百合50g，瘦猪肉200g，盐少许。

【制法用法】瘦猪肉切成小块，与百合加盐共煮烂熟。每日 1次，顿服。

【功效主治】清热润肺。适用于失眠症患者。

鲳鱼补血汤

【组成】鲳鱼 500g，党参、当归、熟地黄各 15g，怀山药 30g，食盐适量。

【制法用法】将党参、当归、熟地黄、怀山药分别洗净，一同放入锅中，加入适量清水，武火煮沸后，改用文火煎煮 30 分钟，去渣取汁备用。把鲳鱼宰杀，去肠杂洗净，放入砂锅中，加入药汁及清水适量，武火煮沸后，改用文火慢炖至鱼肉熟烂，用食盐调味即成。吃鱼肉，并饮汤。

【功效主治】补气养血，健脾益胃。适用于气血两虚所致失眠，心悸气短，神疲乏力等。

黄芪当归乳鸽汤

【组成】黄芪 30g，当归 12g，乳鸽 2 只，食盐少许，黄酒适量。

【制法用法】将黄芪、当归用布包好，与宰杀后去内脏、洗净的乳鸽一同放入锅中，加入酒水各半，炖至肉烂，放入食盐调味即成。每日 1 次，空腹服食。

【功效主治】健脾，养血。适用于年老体弱的失眠者。

八宝调养汤

【组成】海参 50g，茯苓、白术各 10g，炙甘草 5g，肥母鸡 1只（重约 1000g），猪瘦肉 500g，葱、生姜各适量。

【制法用法】茯苓、白术、甘草装入纱布袋内扎紧袋口。杀鸡去毛、内脏，洗净，敲碎杂骨。生姜拍破，葱洗净，切段。海参发胀。将猪肉、鸡连同药袋一并放入锅内，用大火烧开，捞去浮沫，加入生姜、葱、海参，再用小火将鸡炖熟。然后捞出药袋，将鸡切成小块，猪肉切成条，放入盆中，盛上汤汁，加少许精盐、味精即成。佐餐食用。

【功效主治】健脾益气。适用于失眠患者。

人参莲子汤

【组成】白参 10g，莲子（去皮去心）10 枚，冰糖 30g。

【制法用法】将白参、莲子放在碗中，加适量清水泡发，再加冰糖，隔水蒸约 1 小时即成。每日早晚分服，白参可同时嚼食。

【功效主治】健脾，宁心。适用于心脾两虚型失眠患者。

补脑红薯乌鱼汤

【组成】红薯 100g，乌鱼（又名黑鱼、生鱼）1 条，生姜末、葱花、白糖、黄酒各适量。

【制法用法】将红薯洗净去皮，切块，放入淡盐汤中 10 分钟后洗净。乌鱼去内脏杂物，洗净，将鱼煸炒后，加生姜末、葱花、白糖、黄酒煮汤即成。喜咸可再加酱油、精盐。佐餐食用，每日 2 次。

【功效主治】益肾健脾。适用于失眠患者。

灵芝鲫鱼汤

【组成】灵芝 30g，鲫鱼 1 条（约 250g），黄酒、精盐、味精、五香粉、麻油、葱花、姜末、植物油各适量。

【制法用法】将活鲫鱼宰杀后洗净,备用。将灵芝洗净,切片待用。锅置火上,加植物油烧至六成热,加葱花、姜末煸炒出香味,放入鲫鱼,两面煸透,烹入黄酒,加适量清水(或鸡汤),大火煮开后改用小火煨煮1小时,待鲫鱼熟烂,加精盐、味精、五香粉拌匀,再煮开,淋入麻油即成。佐餐食用。

【功效主治】养心安神。适用于失眠患者。

茯苓牛肉汤

【组成】茯苓、大枣、山药各30g,牛肉250g,生姜、葱、花椒、精盐各适量。

【制法用法】将茯苓、大枣、山药洗净,装入洁净的纱布袋中。牛肉洗净后切小块。牛肉与纱布袋同入锅中,加葱、生姜、花椒、精盐同炖,待肉烂熟后弃纱布袋即成。佐餐食用。

【功效主治】健脾,宁心。适用于心脾两虚型失眠。

代代花莲子汤

【组成】代代花20g,莲子100g,鲜橘瓣200g,青梅20g,大枣100g,白糖200g,白醋80ml,少许食碱。

【制法用法】将代代花洗净,切成米粒状。莲子用温水稍泡2~3分钟,锅烧开水(水不宜很多,浸过莲子即成),加少许食碱,把莲子放入水中,用刷子快速反复擦搓,去掉莲子的红皮,然后用温热水换洗几次,去净碱味,洗净皮后捞出,捅去莲心,上笼蒸10分钟。大枣洗净,放入锅内,加清水烧开,中火煮至枣熟,去掉核。青梅切成丁。将莲子、青梅丁、鲜橘瓣、大枣肉、白糖、白醋一同放入锅内,加清水烧开,撒入代代花即成。随意食用。

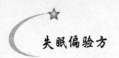

【功效主治】疏肝理气。适用于肝气郁结型失眠患者。

芹菜枣仁汤

【组成】鲜芹菜90g，酸枣仁9g。

【制法用法】将芹菜洗净切段后同酸枣仁一起放入锅中，加适量清水共煮为汤即成。睡前饮用。

【功效主治】平肝清热。适用于失眠患者。

百合鲫鱼汤

【组成】百合50g，鲫鱼2条（重约400g），精盐、黄酒、味精、葱段、生姜片、胡椒粉、植物油各适量。

【制法用法】鲫鱼去鳞、鳃、内脏，洗净。油锅烧至四成热，将鱼放入，两面煎至黄后，加入百合、黄酒、生姜片、葱段和适量水，用大火烧开后再改用小火炖至熟烂，加入精盐、味精、胡椒粉调味，盛入汤碗中即成。佐餐食用。

【功效主治】滋阴，益气。适用于失眠患者。

茯神白鸭冬瓜汤

【组成】白鸭1只，茯神、麦冬各30g，冬瓜500g。

【制法用法】白鸭去毛及内脏，放进茯神、麦冬（用纱布包），给足水量，先煮一段时间，然后添放冬瓜，直至鸭肉熟透、冬瓜熟烂为止，最后加入少量调料。吃鸭肉和冬瓜，喝汤汁，分2~3餐食完。

【功效主治】清热，滋阴。适用于失眠、梦多、口干及眩晕患者。

牡蛎海带汤

【组成】鲜牡蛎 250g，海带 50g，猪油、精盐各适量。

【制法用法】将牡蛎洗净切成片，备用。海带胀发洗净切成丝，放入砂锅中，加适量的水，用大火煮开，待海带丝熟软后放入牡蛎肉，再用大火煮开，加精盐、猪油调味，稍煮即成。佐餐食用，饮汤吃肉。

【功效主治】滋阴补虚。适用于失眠患者。

竹荪莲子汤

【组成】干竹荪 25g，鲜莲子 50g，嫩丝瓜 500g，笋片 50g，鲜奶、精盐、味精、麻油各适量。

【制法用法】将竹荪用冷水发好后洗干净，剪去两头，切成斜形块，放在冷水中浸泡。鲜莲子放开水锅中烫 10 分钟，剥去莲衣捞起，洗净后用冷水浸泡。丝瓜刮去外皮，切成菱形片。竹荪、鲜莲子、笋片一起下开水锅，几分钟后捞出，放入汤碗内。精盐、味精、鲜奶放入另一锅中，淋入麻油，煮开后出锅，盛入放竹荪的汤碗内即成。佐餐食用。

【功效主治】滋阴，健脾，安神。适用于失眠患者。

黄豆干贝兔肉汤

【组成】黄豆 150g，干贝 60g，兔肉 750g，荸荠 50g，豆油、精盐等各适量。

【制法用法】将黄豆洗净，干贝用清水浸泡至软，兔肉洗净切块，荸荠去皮洗净，备用。将黄豆、干贝、荸荠放入锅中，加入清水适量，大火煮开后放入兔肉，再煮开后用小火炖约 3 小时，

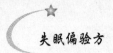

加盐调味即成。佐餐食用。脾胃虚寒或寒湿者不宜食用。

【功效主治】养阴退热。适用于肾阴不足型失眠患者。

山栗甲鱼汤

【组成】怀山药片 30g，山栗肉 120g，甲鱼 1 只（500g 以上），精盐、酱油、味精各适量。

【制法用法】将甲鱼宰杀，洗净，去内脏及黑膜，与怀山药片、山栗肉一起放砂锅内，加适量清水，炖至熟烂即成。食用时加少许精盐、酱油、味精等调料。当菜佐餐，吃肉喝汤。

【功效主治】滋阴降火。适用于阴虚火旺型失眠。

黄花茶二马汤

【组成】黄花菜 30g，马齿苋 30g，马兰头 20g，精盐、味精各适量。

【制法用法】将黄花菜拣去杂质，洗净，放入冷开水中浸泡 2 小时，捞出后沥去水分，切段，备用。将马齿苋、马兰头拣洗干净，码齐，切成碎段，与黄花茶同放入砂锅，加水浸泡片刻，用中火煮开后，加精盐、味精，调和均匀，再煮开即成。每日早晚分饮。

【功效主治】滋阴降火。适用于失眠患者。

墨鱼猪蹄汤

【组成】墨鱼 1 条，猪蹄 1 对，黄芪 30g，葱花、精盐、味精各适量。

【制法用法】将墨鱼洗净去骨，猪蹄洗净切块，黄芪加水一起炖熟，去掉黄芪，加葱花、精盐、味精调味即成。每日中、晚餐当作菜佐食。

【功效主治】益气，养血，滋阴。适用于失眠患者。

天麻甲鱼汤

【组成】天麻 18g，甲鱼 400g，食盐、味精各适量。

【制法用法】将甲鱼宰杀，去内脏洗净，与天麻一同放入锅中，武火煮沸后，改用文火慢炖，至甲鱼熟烂，加入食盐、味精，再煮 3 分钟即成。空腹食用，每 3 日 1 次。

【功效主治】滋阴平肝。适用于失眠患者。

当归枸杞羊肉汤

【组成】当归 15g，枸杞子 12g，羊肉（切丝）100g，食盐少许，黄酒 150ml。

【制法用法】将当归、枸杞子用水煎煮 40 分钟，去渣后加入黄酒、羊肉丝和食盐，共炖至羊肉熟烂即成。晚饭前空腹食肉饮汤，每日 1 次。

【功效主治】补肾，养血。适用于肾虚、血虚失眠，尤其适用于女性患者。

苁蓉鸽蛋汤

【组成】肉苁蓉 15g，去壳熟鸽蛋 15 个，白菜、胡萝卜、粉丝、豆腐、胡椒粉、酱油、黄酒各适量。

【制法用法】将肉苁蓉洗净，浸泡 30 分钟，切成小薄片。锅内加水，放入酱油、黄酒等调料，将鸽蛋、肉苁蓉片、白菜、豆腐、胡萝卜、粉丝等一同放入煮熟，再加入胡椒粉调味即成。餐食用。

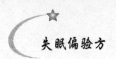

【功效主治】温肾，安神。适用于肾阳不足型失眠患者。

枣桂牛肉汤

【组成】黄牛肉 250g，枣仁（打碎）15g，肉桂 2g，小茴香 2g，胡椒粉 0.5g，精盐、味精、麻油各适量。

【制法用法】将肉桂、小茴香装入洁净纱布袋，扎紧口，备用。将黄牛肉洗净，用快刀切成薄片，与枣仁同放入砂锅，加适量水，大火煮开，烹入黄酒，加入药袋，改用小火煨煮 40 分钟，取出药袋，加少许精盐，继续用小火将牛肉煨煮熟烂，趁热加入胡椒粉及味精，拌匀，淋入麻油即成。当菜佐餐，当日吃完。

【功效主治】补肾，养血。适用于失眠患者。

荔枝虾仁汤

【组成】荔枝肉 25g，莲子 25g，虾仁、葱花、精盐、黄酒、酱油、味精各适量。

【制法用法】将莲子用冷水泡软，虾仁洗净，与荔枝肉一同入砂锅，炖至熟烂，加入葱花、精盐、黄酒、酱油、味精调味即成。佐餐食用。

【功效主治】补肾，宁心。适用于肾阳不足型失眠患者。

黑豆大枣猪尾汤

【组成】黑豆 200g，大枣 10 个，猪尾 1 条，陈皮 1 块，精盐适量。

【制法用法】将黑豆放入铁锅中干炒至豆衣裂开，再用清水洗净，晾干备用；猪尾去毛洗净切成段，放入开水中煮 10 分钟捞起；大枣、陈皮分别洗净，大枣去核，备用。取汤锅上火，加清水适量，用旺火烧开，下入黑豆、猪尾、大枣和陈皮，改用中火继续炖约 3 小时，加入精盐适量，即成。佐餐食用。

【功效主治】健脾补肾。适用于血虚肾气不足型失眠。

小麦黑豆夜交藤汤

【组成】小麦 45g，黑豆 30g，夜交藤 10g。

【制法用法】同放锅中，加水适量煎煮成汤。弃去小麦、黑豆、夜交藤药渣，饮汤。此为一日量，分 2 次饮服。

【功效主治】滋养心肾。适用于心肾不交之失眠、心烦患者。

灵芝安神汤

【组成】灵芝 20g，山药 50g，菟丝子 10g，核桃仁 2 只，精羊肉 500g，羊脊骨 1 具，黄酒、葱、生姜、花椒、胡椒粉、大茴香、精盐各适量。

【制法用法】将羊脊骨剁成数节，用清水洗净。羊肉洗净后放入开水锅内烫透，捞出，洗净血水，切成指头粗细的条块。葱、生姜洗净，拍破。灵芝、菟丝子、山药装入布袋内。羊肉、羊脊骨放入砂锅内，加清水用火烧开后撇去浮沫，放入核桃仁、花椒、大茴香、黄酒、葱、生姜，再改用小火煨至肉酥烂，最后加入胡椒粉、精盐，搅匀即成。佐餐食用。

【功效主治】温补肾阳。适用于肾阳不足型失眠患者。

黑豆莲藕乳鸽汤

【组成】黑豆 50g，莲藕 250g，陈皮 1 块，乳鸽 1 只，大枣 4 枚，香油、食盐各适量。

【制法用法】先将黑豆放入铁锅中干炒至豆衣裂开，再用清水洗净，晾干备用；将乳鸽宰杀，去毛杂及内脏，洗净备用；把莲藕、大枣、陈皮洗净，莲藕切成块，大枣去核。取汤锅上火，加适量清水，用武火煮沸，入黑豆、莲藕、乳鸽、大枣和陈皮，用中火继续炖约3小时，加入食盐调味，淋上香油即成。当菜佐餐，随意食用。

【功效主治】补肝肾，安心神。适用于肝肾阴虚型失眠患者，对体质虚弱、健忘者尤为适宜。

阿胶芪枣汤

【组成】阿胶10g，黄芪20g，大枣20g。

【制法用法】将黄芪、大枣洗净，一同入锅，加适量水，浸渍2小时，煎煮约1小时，去渣取汁，加入阿胶，稍开即成。每日上下午分食。

【功效主治】益气补血。适用于肝肾阴虚型失眠症。

人参核桃仁鸡肉汤

【组成】白参粉5g，核桃肉100g，鲜鸡肉300g，葱、生姜、黄酒、熟菜心、味精、精盐各适量。

【制法用法】将鸡肉洗净后放入锅中，先加清水、生姜、葱，烧开，撇去浮沫，再加黄酒后移小火上烧煮。待鸡肉熟透，加核桃肉（压成蓉状）、精盐烧几分钟，取出鸡肉切成长条状，熟菜心放碗内，鸡肉条放上面。白参粉、味精入汤中烧几分钟，搅匀，倒入碗内即成。佐餐食用。

【功效主治】益气，养心，安神。适用于伴有心慌、乏力的失眠患者。

黑豆柏子仁汤

【组成】取黑豆 60g，柏子仁 15g，枣仁 10g。

【制法用法】将黑豆、柏子仁洗净，与枣仁一同放入锅中，加适量水，煮至黑豆熟烂即成。每日早晚分食。

【功效主治】滋补肝肾。适用于肝肾阴虚型失眠患者。

牛骨髓茯神汤

【组成】牛骨髓 60g，熟地黄 60g，茯神 30g，蜂蜜 30ml。

【制法用法】将牛骨髓放入砂锅，加水浸泡片刻，备用。将熟地黄、茯神洗干净，切成片，加水煮开 40 分钟，过滤取汁，放入浸泡牛骨髓的砂锅中，锅置火上，用中火煨煮 30 分钟，停火后调入蜂蜜，拌匀即成。佐餐食用。

【功效主治】滋补肝肾。适用于肝肾阴虚型失眠患者。

甲鱼二仁汤

【组成】甲鱼 1 只（重约 500g），柏子仁 20g，酸枣仁 20g（打碎），精盐适量。

【制法用法】将甲鱼杀后去内脏，清洗干净，入锅，加适量水，煮开 5 分钟后剥去外壳，将柏子仁、酸枣仁一同入锅，用小火炖至甲鱼肉烂后加少许精盐即成。佐餐食用。

【功效主治】滋补肝肾。适用于肝肾阴虚型失眠患者。

莲子杞芽墨鱼汤

【组成】水发墨鱼 250g，鸡肉 100g，火腿片 25g，莲子 50g，枸杞芽叶 20g，骨头汤 500ml，精盐、味精、胡椒粉、熟

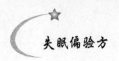

鸡油各适量。

【制法用法】把水发墨鱼洗净，切成 4cm 长、2cm 宽的块，再切成极薄的片，开水浸泡 1 或 2 次，捞出控干水分，放在大碗里。鸡肉洗净，切丝。把锅放在火上，加入骨头汤、精盐，放入莲子，煮熟，下火鸡丝和火腿片，汤烧开后放入枸杞芽叶、熟鸡油、味精、胡椒粉，随后倒入盛墨鱼片的大碗内即成。佐餐食用，隔 2 日吃 1 次，夏季食用尤其适合。

【功效主治】益气养血。适用于气血不足型失眠患者。

鹌鹑莲子汤

【组成】鹌鹑 1 只，莲子 100g，枸杞子 30g，生姜、葱白、精盐、味精各适量。

【制法用法】将鹌鹑宰杀，去毛，去内脏，洗净。生姜洗净，去皮，切片。葱白切段。鹌鹑、莲子、枸杞子、生姜、葱段、精盐一同入锅，加水适量，大火煮开，改用小火炖煮至肉烂，味精调味即成。食肉、莲子、枸杞子，喝汤，每日 1 次。

【功效主治】补肝肾，益精血。适用于肝肾虚亏型失眠患者。

黑木耳枣仁汤

【组成】黑木耳 15g，酸枣仁 10g，大枣 5 枚，白糖适量。

【制法用法】酸枣仁洗净，用纱布另包好。黑木耳用水泡发，去根蒂，洗净。大枣洗净。酸枣仁、黑木耳、大枣一同放入砂锅内，加水适量，置火上煎煮，去酸枣仁包，加白糖调味即成。食枣、黑木耳，喝汤，每日 1 次，连食 1 个月。

【功效主治】补益肝肾。适用于肝肾阴虚型失眠患者。

黄精枸杞白鸽汤

【组成】白鸽1只，枸杞子24g，黄精30g，味精、精盐各适量。

【制法用法】将白鸽宰杀后，去净毛，剖除内脏，洗干净后切成小块，与枸杞子、黄精同入砂锅，加水适量，先用大火烧开，后以小火慢炖至鸽肉熟烂，加入味精，精盐调味即成。佐餐食用。

【功效主治】滋阴补肝。适用于肝阴亏虚型失眠患者。

睡宁汤

【组成】龟甲30g，龙骨30g，远志9g，桂圆9g，猪腰1对，猪心1个，酱油、精盐、味精、黄酒各适量。

【制法用法】炙龟甲、炙龙骨、炙远志、桂圆洗净，先将龟甲、龙骨细末放入砂罐煎煮开数次，再下远志、桂圆共煎取汁去渣备用；再将猪心、猪腰分别洗净切细与猪油、精盐一同放入沙罐加入药汁，如药汁不够，可加适量清水共煨至猪心、猪腰烂熟，再加入酱油、味精和黄酒拌匀即成。当作菜每日晚餐食用。

【功效主治】补心益肾。适用于心肾两亏型失眠患者。

银耳枸杞桑椹汤

【组成】银耳10g，枸杞子、桑椹、冰糖各30g。

【制法用法】将银耳用清水泡发，洗净。枸杞子用清水浸泡3分钟，与冰糖一同入锅，加适量清水，先用大火煮开，再改用小火煎熬约1小时，至银耳熟烂即成。佐餐食用。

【功效主治】滋补肝肾。适用于肝肾阴虚型失眠患者。

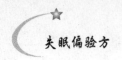

猪脑麦枣汤

【组成】猪脑 1 只，小麦 30g，大枣 20g，白糖适量。

【制法用法】将大枣用温水浸泡片刻，洗净；猪脑挑去血筋，洗净；小麦洗净沥干水分，倒入锅内，加适量的水，用大火煮开后改用小火煎煮 30 分钟，然后加入猪脑、大枣，再开后加白糖调味，再用小火煎煮 30~60 分钟即成。每日分 2 次食用。

【功效主治】补血，养心。适用于心血不足型失眠患者。

四、茶饮偏方

黑木耳安眠饮

【组成】黑木耳、枸杞子、沙苑子、菟丝子各 10g。

【制法用法】将以上原料一同捣碎，一起装入消毒纱布袋内，扎口，放入茶壶内，开水冲泡即成。代茶饮。

【功效主治】补肝肾。适用于肝肾不足型失眠患者。

葡萄干枸杞子茶

【组成】葡萄干 30g，枸杞子 15g。

【制法用法】将葡萄干、枸杞子洗净，晒干或烘干，同放入杯中，用刚煮开的水冲泡，加盖焖 15 分钟即成。代茶频饮，可冲泡 3~5 次，将葡萄干、枸杞子一道嚼食。

【功效主治】滋补肝肾。适用于肝肾阳虚型失眠症。

磁石神曲枸杞子茶

【组成】醋制磁石 30g，神曲 10g，枸杞子 10g，蜂蜜适量。

【制法用法】将醋制磁石打碎，入锅，加适量水，煎煮 40 分钟，加入神曲和枸杞子再煎 10 分钟，去渣取汁，待滤汁降温后调入蜂蜜即成。代茶频饮。

【功效主治】滋补肝肾。适用于肝肾阴虚型失眠。

肉桂大枣冰糖茶

【组成】肉桂 2g，大枣 10 枚，冰糖 5g，花生仁 30g。

【制法用法】将花生仁入锅加水煮烂，再加入肉桂、冰糖、大枣同煮 10 分钟即成。每日上下午分服。

【功效主治】温补脾肾，养血安神。适用于肾阳不足型失眠症。

黄连枣仁茶

【组成】川黄连 2g，酸枣仁 10g。

【制法用法】将酸枣仁打碎，与川黄连同入杯中，用开水冲泡，加盖闷 10 分钟即成。代茶频饮，可连续冲泡 3~5 次。

【功效主治】泻火，安神。适用于心火炽盛型失眠患者。

莲心甘草茶

【组成】莲子心 2g，生甘草 3g。

【制法用法】将莲子心、生甘草放入茶杯中，开水冲泡，加盖闷 10 分钟即成。代茶频饮。

【功效主治】清心火，除烦躁。适用于心火内积所致的烦躁不眠患者。

山楂莲子饮

【组成】莲子 50g，山楂 30g，枸杞子 15g。

【制法用法】将山楂洗净，切成薄片，同莲子、枸杞子共入锅中，加水煎汤即成。每日 1 次，吃莲子，饮汤，连食 3~4 周。

【功效主治】清心，和胃。适用于失眠患者。

石菖蒲橘皮茶

【组成】鲜石菖蒲 25g，鲜橘皮 20g。

【制法用法】秋、冬两季挖采石菖蒲后，去除泥土和须根，洗净，切段，放入温开水中浸泡片刻，捞出后与洗净的鲜橘皮同捣烂，榨取鲜汁，加适量温开水再掏取鲜汁 1 次，合并汁液即成。每日上下午分服。

【功效主治】化痰，解郁。适用于失眠患者。

鲜花生叶汤

【组成】鲜花生叶 15g，赤小豆 30g，蜂蜜 2 汤匙。

【制法用法】将花生叶、赤小豆洗净，放入锅内，加水适量煎煮为汤，抛弃花生叶，调入蜂蜜。饮汤食豆。分 2 次饮服。

【功效主治】养血安神。适用于失眠多梦等。

花生叶方

【组成】鲜花生叶 30g。

【制法用法】水煎取汁。每日 1 剂，晚上睡前服。

【功效主治】镇静安神。适用于心烦失眠患者。

花生大枣茶

【组成】花生仁、大枣各 30g，白糖适量。

【制法用法】将花生仁、大枣洗净，放入锅内，加入适量水，用小火煎煮 10~20 分钟，取汁，加入适量白糖即成。可反复加水煎煮 2~3 次。不拘时，代茶饮，当煎煮完最后一次可连花生仁、大枣一同食用。

【功效主治】补益心脾。适用于失眠患者。

催眠饮

【组成】酸枣仁 20~30g，花生叶 30g，向日葵盘 20g。

【制法用法】上药加水 500ml，每日临睡前煎服 1 次。每日 1 剂，连服 7 日为 1 个疗程。

【功效主治】安神益智，镇静催眠。适用于失眠患者。

人参枣仁茶

【组成】吉林参 3g，酸枣仁 5g。

【制法用法】将吉林参洗净、切片，与打碎的酸枣仁一同放入茶杯中，加入开水冲泡，加盖闷 10 分钟即成。代茶频饮，可连续冲泡 5 次。

【功效主治】补气，安神。适用于心脾两虚型失眠患者。

参叶灵芝茶

【组成】人参叶 6g，灵芝 5g。

【制法用法】将人参叶与灵芝一同研成粗末，放入有盖杯中，用开水冲泡，加盖闷 10 分钟即成。代茶频饮，可冲泡 3~5 次。

【功效主治】补益心脾。适用于心脾两虚型失眠患者。

豆麦茶

【组成】黑豆 10g，浮小麦 30g，莲子 7 个，黑枣 10g。

【制法用法】将黑豆、浮小麦、莲子、黑枣洗净，放入砂锅中，加水煎汤，去渣取汁即成。代茶饮。

【功效主治】健脾，养血。适用于失眠患者。

茯苓柏子仁茶

【组成】白茯苓 30g，柏子仁 30g，松子仁 30g，蜂蜜适量。

【制法用法】将白茯苓、柏子仁、松子仁分别拣去杂质，洗净，白茯苓切片，一同放入锅内，加适量水，大火烧开后再改用小火煮 1 小时，去渣取汁，待滤汁降温后调入蜂蜜即成。代茶频饮。

【功效主治】健脾利湿。适用于失眠患者。

甘麦大枣蜜饮

【组成】浮小麦 30g，大枣 10 枚，炙甘草 3g，蜂蜜 30ml。

【制法用法】将浮小麦、大枣、炙甘草同入锅中，加适量水，煎煮 2 次，每次 30 分钟，合并煎液，待煎液降温后调入蜂蜜，搅匀即成。每日上下午分服。

【功效主治】补益心脾。适用于心脾两虚型失眠患者。

合欢花茶

【组成】合欢花 9~15g。

【制法用法】将合欢花放入茶杯中，开水冲泡，加盖闷 10 分钟即成。代茶频饮。

【功效主治】解郁。适用于失眠患者。

莲子桑菊饮

【组成】莲子 30g，桑叶、菊花、枸杞子各 9g，决明子 6g。

【制法用法】将上述各原料洗净，入锅，水煎，去渣留汁即成。代茶饮。

【功效主治】平肝泻火。适用于失眠患者。

佛手莲心茶

【组成】佛手 10g，莲子心 3g。

【制法用法】将佛手、莲子心同入杯中，用开水冲泡，加盖闷 10 分钟即成。代茶频饮，可冲泡 3~5 次。

【功效主治】疏肝，泻火。适用于肝郁化火型失眠患者。

合欢花柏子仁茶

【组成】合欢花 10g，柏子仁 15g。

【制法用法】将合欢花、柏子仁洗净，放入茶杯中，用开水冲泡，加盖闷 10 分钟即成。代茶频饮。

【功效主治】疏肝解郁。适用于肝气郁结型失眠患者。

生龙骨远志饮

【组成】生龙骨 20g，炙远志 6g，酸枣仁 6g。

【制法用法】将生龙骨打碎，入锅，加适量水，煎煮 30 分钟，放入远志、酸枣仁，再煎 15 分钟，去渣取汁即成。睡前 30 分钟顿服。

【功效主治】平肝潜阳。适用于失眠患者。

香橼橘皮茶

【组成】香橼 2 个，鲜橘皮 15g，冰糖适量。

【制法用法】将新鲜香橼切片与鲜橘皮同放瓷碗中，加适量冰糖，加盖，放入锅中，隔水蒸1小时，香橼、橘皮熟烂后即成。每日上下午分服，嚼橘皮饮汤，温热食用。

【功效主治】理气和胃。适用于失眠患者。

合欢花黄连茶

【组成】黄连1g，合欢花5g，郁金3g，夜交藤5g。

【制法用法】将郁金、夜交藤洗净后切成小碎块，与其他药一起置入茶杯内，用开水冲泡，加盖闷15分钟即成。代茶频饮。

【功效主治】滋阴降火。适用于阴虚火旺型失眠患者。

麦冬莲心茶

【组成】麦冬20g，莲子心2g。

【制法用法】将麦冬洗净，晒干，与莲子心同入杯中，用开水冲泡，加盖闷15分钟即成。代茶频饮，一般可冲泡3~5次。

【功效主治】滋阴降火。适用于阴虚火旺型失眠患者。

阿胶丹参饮

【组成】阿胶15g，生地黄20g，丹参15g，茯神10g，大枣10枚。

【制法用法】将生地黄、茯神、丹参、大枣放入砂锅内加水煎取药汁，再将阿胶加入药汁，用小火稍煮，待阿胶溶化后即成。每日上下午分服。

【功效主治】补血，养阴，安神。适用于肝肾阴虚型失眠患者。

二胶黄连饮

【组成】阿胶 20g，龟甲胶 15g，黄连粉 3g。

【制法用法】将阿胶、龟甲胶同入锅中，加适量水，溶化后加入黄连粉，搅匀即成。每日上下午分服。

【功效主治】滋阴清火。适用于阴虚火旺型失眠患者。

枸杞黄连茶

【组成】枸杞子 15g，黄连 3g。

【制法用法】将枸杞子、黄连同入杯中，用开水冲泡，加盖闷 10 分钟即成。代茶频饮。

【功效主治】滋阴降火。适用于阴虚火旺型失眠患者。

西洋参柏子仁茶

【组成】西洋参片 3g，柏子仁 10g。

【制法用法】将西洋参片和柏子仁放入茶杯内，冲入开水，盖上杯盖焖 10 分钟即成。代茶频饮，可冲泡 3~5 次。

【功效主治】滋阴降火。适用于阴虚火旺型失眠患者。

黑豆合欢蜜饮

【组成】黑豆 30g，合欢花 30g，小麦（去壳）30g，蜂蜜适量。

【制法用法】将以上前 3 味原料洗净放入锅中，加水适量煎汤，调入蜂蜜即成。睡前服用 1 剂。

【功效主治】滋肾，养心。适用于肾虚心肾不交型失眠患者。

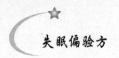

柏子仁苁蓉茶

【组成】柏子仁 20g，肉苁蓉 10g，蜂蜜适量。

【制法用法】将柏子仁炒熟，研细，与肉苁蓉一同用开水冲泡，滤取汁液，加入蜂蜜即成。代茶频饮，可冲泡 3~5 次。

【功效主治】温补肾阳。适用于肾阳不足型失眠患者。

山楂黑木耳茶

【组成】生山楂、黑木耳各 15g。

【制法用法】将生山楂洗净，切成薄片。黑木耳用水泡发，去根蒂，洗净，撕成小瓣。生山楂、黑木耳一同入锅，加水煎煮即成。每日数次频饮，连饮 3~4 周。

【功效主治】补肾，安神。适用于失眠患者。

五、菜肴偏方

百合桂圆煲鸡蛋

【组成】百合 50g，桂圆肉 30g，陈皮 1 片，鸡蛋 2 个，植物油、精盐各适量。将百合、桂圆肉、陈皮分别洗净。

【制法用法】鸡蛋去壳，打散，搅匀成蛋浆。烧锅上火，放油烧热，放入鸡蛋浆，慢火煎熟。瓦煲内加水适量，用大火烧开，然后放入鸡蛋、百合、桂圆肉、陈皮，改用中火继续煲 90 分钟，加入精盐调味即成。佐餐食用。

【功效主治】清心安神，润肺养阴。适用于失眠患者。

六宝豆腐

【组成】嫩豆腐 200g，香菇 30g，松子仁 30g，西瓜子 30g，葵花子 30g，鸡丝 50g，火腿 50g，浓鸡汤少许。

【制法用法】嫩豆腐切片，香菇浸泡后切成细屑，取干净松子仁、西瓜子仁、葵花子仁、鸡丝、火腿碎片，同入浓鸡汤中煮沸即成。佐餐当作菜食用，每日 2 次。

【功效主治】清热，健脑。适用于失眠患者。

黑木耳炒猪心

【组成】水发黑木耳 150~200g，猪心 1 个，植物油、精盐各适量。

【制法用法】将水发黑木耳洗净，去根蒂，撕小片。猪心洗净，切成薄片。植物油入锅烧热，将黑木耳和猪心下锅同炒，加精盐少许调味即成。佐餐食用。

【功效主治】清热，养心。适用于失眠患者。

三仙牛肉

【组成】枸杞子、桂圆肉各 15g，山药 50g，牛肉 300g，生姜、大葱各 10g，菜油 30ml，食盐、味精、料酒各适量。

【制法用法】将枸杞子、桂圆肉、山药分别洗净，生姜洗净切片，大葱洗净切段；牛肉洗净放入沸水中汆一下，按其肉纹横切成 2cm 的厚片。把枸杞子、山药、桂圆肉放入大盅中备用。将菜油倒入置于中火上的炒锅内烧热，下牛肉爆炒，烹入料酒，调匀后放入大盅内，生姜片、葱段盖于上面；再将炒锅置于中火上，放入沸水、食盐、料酒，煮沸后再倒入大盅内，加盖后入蒸笼蒸至牛肉熟透软烂，取出生姜片、葱段即成。佐餐食用。

【功效主治】健脾胃，安神志。适用于脾胃虚弱之失眠、心

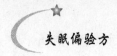

悸健忘患者。

荔枝童子鸡

【组成】干荔枝肉 100g，童子鸡（重约 1000g）1 只，黄酒 100ml，葱段、生姜片各 10g，食盐 5g。

【制法用法】将荔枝肉用清水洗净；童子鸡宰杀，去毛杂及内脏洗净，剁去爪，把鸡腿别在鸡翅下，使其团起来，放入沸水锅中焯一下，捞出洗净备用。先把鸡放入大碗中，再加入荔枝、黄酒、葱段、生姜片、食盐和适量清水，上笼蒸约 1 小时，至鸡肉熟烂，取出葱段、生姜片即成。当菜佐餐，随意食用。

【功效主治】补益心脾。适用于心脾两虚型失眠患者，对体质虚弱、贫血者尤为适宜。

茯神丹参炖白鸭

【组成】茯神 30g，丹参 20g，冬瓜 500g，白鸭 1 只，黄酒、葱花、姜末、食盐、味精、香油、精制植物油各适量。

【制法用法】将白鸭宰杀，去毛杂洗净，入沸水锅中焯透；茯神、丹参洗净后切成片，放入纱布袋中，扎紧袋口；冬瓜去外皮，去籽洗净，切成 1cm 厚的薄块，入油锅用武火煸炒一下。白鸭与茯神、丹参药袋一同放入砂锅，加入适量清水（以淹没白鸭为度），武火煮沸后，烹入黄酒，改用文火煨炖 40 分钟，取出药袋，加入煸炒过的冬瓜块，再放入葱花、姜末，继续用文火煨炖至鸭肉酥软、冬瓜酥烂，加入食盐、味精，搅拌均匀，淋入香油即成。当菜佐餐，随意食用。

【功效主治】活血安神。适用于心脾两虚型失眠患者。

红扒猴头菇

【组成】干猴头菇 200g，鸡汤 250ml，黄酒 15ml，酱油 20ml，白糖 15g，湿淀粉 15g，麻油 15ml，猪油 75g，精盐、味精各适量。

【制法用法】将干猴头菇用热水泡软，捞出挤干，切去刺根和根蒂，再用开水泡发，水凉后捞出挤干，从根部往上切成片，加上鸡汤蒸至酥烂，备用。锅置火上，放猪油 50g 烧热，放入适量的精盐、黄酒、味精、酱油、白糖和鸡汤。再将蒸碗中的原汤沥净，将猴头菇片放入锅内。烧透后用湿淀粉勾芡，边淋入湿淀粉边晃动锅，加入猪油 25g 和麻油 15g，再将锅晃动几下，大翻身，出锅上盘即成。佐餐食用。

【功效主治】补脾益气。适用于失眠患者。

杞叶炒猪心

【组成】枸杞叶 300g，猪心 1 个，精盐、豆瓣酱、酱油、湿淀粉、黄酒、白糖、植物油各适量。

【制法用法】将猪心洗净后切片。枸杞叶洗净。炒锅上火，放植物油烧至八成热，投入猪心片，烹入黄酒煸炒，待猪心变色时倒入枸杞叶，酌加精盐、豆瓣酱、酱油、白糖，待枸杞叶软后用湿淀粉勾芡即成。佐餐食用。

【功效主治】补益心脾。适用于失眠患者。

白果蒸蛋

【组成】白果 2 个，鸡蛋 1 个。

【制法用法】将白果去壳，研成细末。在鸡蛋一端打孔，装入白果末，口朝上放入盛有米饭的小碗内（以便鸡蛋立起）。将白果蛋装入笼屉蒸熟即成。佐餐食用。

【功效主治】补脾。适用于失眠患者。

人参鸳鸯炖鸡

【组成】白参 5g，净乌骨鸡 1 只（约重 1500g），净母鸡半只（约 500g），猪肘 300g，葱段 15g，生姜片 10g，胡椒粉 2g，精盐 4g，味精 1g，黄酒 15ml。

【制法用法】将净乌骨鸡的腿别在肚腔内，用开水烫过。白参用温水洗净。猪肘用刀刮洗干净。将大砂锅上大火，加足量清水，放入半只母鸡、猪肘、葱段、生姜片，烧开，撇去浮沫，改用小火慢炖，炖至母鸡和猪肘五成烂时，将乌骨鸡和白参加入同炖，用精盐、黄酒、味精、胡椒粉调好味，炖至鸡肉酥烂时即成。佐餐食用。

【功效主治】补脾，宁心。适用于失眠患者。

酸梅蒸鱼头

【组成】酸梅 3 个，大鱼头 1 个，蒜瓣 2 个，生姜丝 15g，白糖、精盐、酱油、豆豉、植物油各适量。

【制法用法】将鱼头去鳃，洗净，用刀切成块，摆入盘中待用。酸梅去核，捣烂。蒜瓣剥去外衣，剁成蒜蓉。豆豉洗净，用刀剁烂。酸梅、蒜蓉、豆豉、生姜丝装入碗内，加入酱油、植物油、精盐、白糖，调拌均匀，浇在鱼头上待用。取装有鱼头的盘子上笼，蒸熟后取出即成。佐餐食用。

【功效主治】健脾消食。适用于失眠患者。

归参炖母鸡

【组成】母鸡 1 只，当归、党参各 15g。

【制法用法】母鸡去毛及内脏，洗净，腹腔内装当归、党参，加葱、姜、黄酒和少量食盐，把鸡放在砂锅或铝锅内，加水以文火煨炖，熟烂即可。每周 2 次。

【功效主治】补气养血。适用于失眠患者。

牛奶莴笋

【组成】莴笋茎嫩段 20 根，牛奶 20ml，植物油、鲜汤、精盐、味精、葱花、湿淀粉各适量。

【制法用法】选用每根莴笋茎嫩段（7~8cm 长），留嫩叶 4 片，洗净，削掉茎部的皮，尖端连着嫩叶，形似凤尾。炒锅上火，加油烧至七成热，将莴笋理顺，放入锅中过油，约熟时，捞出控油。炒锅内留少许油烧热，放入葱花炝锅，随即加入鲜汤、精盐、味精，将莴笋放入锅内，烧 2 分钟，盛入盘中，将盘内汤汁沥入锅内，加牛奶烧开，用湿淀粉勾芡，浇在莴笋上即成。佐餐食用。

【功效主治】健脾。适用于失眠患者。

冰糖莲子

【组成】莲子肉 200g，冰糖 200g，鲜菠萝 50g，青豆 25g，樱桃 25g，桂圆肉 25g。

【制法用法】将莲子肉用温水浸泡后去心洗净放入碗中加温水 150ml，上笼蒸至软烂。桂圆肉用温水洗净，泡约 5 分钟后换去水，鲜菠萝去皮，切成 1cm 见方的丁。青豆用冷水煮熟，炒锅上中火，加水 400ml，放入冰糖烧开，至冰糖完全溶化后离火，用筛子滤去糖渣，再将冰糖水倒回锅内，加青豆、樱桃、桂圆肉、菠萝，上火煮开。将蒸熟的莲子控去水，盛入大汤碗中，再将煮开的冰糖及配料一并倒入大汤碗中即成。佐餐食用。

【功效主治】补脾养心。适用于失眠患者。

香椿炒鸡蛋

【组成】香椿 25g，鸡蛋 5 个，猪油 50g，黄酒 5ml，精盐少许。

【制法用法】将香椿洗净，入开水中烫一下后捞出，挤出水分、切碎，放入碗内盖盖，焖出香味；鸡蛋倒入碗内，加入黄酒、盐，用筷子搅成糊。将锅置火上，加入猪油，烧至四成热时，倒入蛋糊，用勺划开，至鸡蛋稍呈黄色时加入香椿，翻炒均匀后，起锅装盘即成。佐餐食用。

【功效主治】健脾开胃。适用于失眠患者。

参苓兔

【组成】净兔 1 只，桂圆肉 15g，白参 3g，茯苓 5g，熟青菜叶、麻油、五香调料各适量。兔肉洗净。

【制法用法】将桂圆肉清除杂质，白参切细末，茯苓研成细粉，加入五香调料，一同装入兔腹内，加入适量清水蒸熟，装入盘内，淋上适量麻油，四周配以熟青菜叶即成。佐餐食用。

【功效主治】补脾，宁心。适用于失眠患者。

合欢花蒸猪肝

【组成】合欢花（干品）12g，猪肝100g，食盐少许。

【制法用法】将合欢花放碟中，加清水少许，浸泡4~6小时，再将猪肝洗净切片，同放碟中，加食盐调味，隔水蒸熟即成。佐餐食用猪肝。

【功效主治】养肝安神。适用于更年期失眠患者。

天麻炖鸡

【组成】母鸡1只（重约1500g），天麻15g，水发香菇50g，鸡汤500g，调料适量。

【制法用法】将天麻洗净切片，放入碗中，上笼蒸10分钟取出。鸡去骨切成小块，用油氽一下，捞出。葱、姜用油煸出味，加入鸡汤和调料，倒入鸡块，用文火焖40分钟，加入天麻片，再焖5分钟，勾芡，淋上鸡油。佐餐或单食均可。

【功效主治】平肝息风。适用于失眠患者。

天麻枸杞炖猪脑

【组成】猪脑100g，天麻9g，枸杞子9g，鲜汤100ml，黄酒8ml，生姜片5g，葱结5g，精盐3g，味精1g，胡椒粉0.2g。

【制法用法】将天麻洗净切成极薄片，烘干研末。枸杞子用温水洗一下，猪脑去净血筋洗净，与天麻末、枸杞子同放碗中，加入葱、生姜、精盐、味精、胡椒粉、黄酒、鲜奶，入蒸笼蒸熟透后取出，拣去葱、姜即成。佐餐食用。

【功效主治】健脑，补肝。适用于失眠患者。

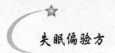

双冬莲子

【组成】冬笋 300g，莲子 50g，麦冬 10g，鲜菊花 5g，生栀子 2g，植物油、黄酒、酱油、白糖、精盐、味精各适量。

【制法用法】将冬笋剥去外皮，削去内皮，洗净，切成梭子块，入油锅低温炸成金黄色，捞出控油，放空锅中，再放入鲜汤、精盐、黄酒、酱油、白糖与莲子、麦冬、鲜菊花、生栀子，大火烧开后改用小火，烧至卤汁将干，撒味精调匀即成。佐餐食用。

【功效主治】清热，除烦。适用于失眠患者。

菊杞肉丝

【组成】菊花 30g（摘瓣洗净），猪瘦肉 250g（洗净切丝），枸杞子 15g，鸡蛋 2 个，味精、淀粉、植物油、精盐、黄酒各适量。

【制法用法】将炒锅上火，放油烧至六成热，投入肉丝划散炒熟，倒出沥油。锅内加水少许，加精盐、味精、黄酒烧开，下入菊花瓣，淀粉勾芡，倒入肉丝翻匀，撒上枸杞子即成。佐餐食用。

【功效主治】清肝，补虚。适用于失眠患者。

合菇蒸猪肝

【组成】合欢花 20g（鲜品 40g），鲜猪肝 180g，水发香菇 20g，湿淀粉 6g，酱油、精盐、黄酒、白糖、味精、葱花、生姜丝、麻油、鲜汤各适量。

【制法用法】将猪肝洗净，切成片。香菇切丝，合欢花拣去杂质。将猪肝片、合欢花、香菇丝放入碗内，加入酱油、精盐、白糖、味精、黄酒、葱花、生姜丝、鲜汤和湿淀粉拌匀。上笼蒸15分钟，蒸熟后取出，用筷子拨开，摊入平盘，淋上麻油即成。佐餐食用。

【功效主治】理气解郁。适用于失眠患者。

银耳豆腐

【组成】银耳50g，嫩豆腐300g，香菜叶10g，食盐、味精、湿淀粉、鲜汤各适量。

【制法用法】将银耳用温水泡发、洗净，放在沸水锅中焯透，捞出后均匀地摆放在盘中；嫩豆腐压碎成泥，加入食盐、味精、湿淀粉搅成糊状备用。在调好的豆腐泥上面撒上番菜叶，上笼蒸5分钟左右，取出后均匀地摆在装有银耳的盘子里。锅中加入鲜汤、食盐，煮沸后加味精，用少量的湿淀粉勾芡，浇在银耳、豆腐上即成。当菜佐餐，随意食用。

【功效主治】滋阴，润肺。适用于阴虚火旺型失眠患者。

蒸枸杞葡萄干

【组成】取葡萄干50g，枸杞子30g。

【制法用法】将葡萄干和枸杞子洗净，放在碗内，置于笼中蒸30分钟，取出即成。零食食用。

【功效主治】补血滋阴。适用于失眠患者。

当归墨鱼

【组成】水发墨鱼200g，当归30g，水发玉兰片20g，鸡骨汤25ml，精制植物油30ml，葱段、生姜丝、料酒、食盐、酱油、湿淀粉、味精、香油各适量。

【制法用法】水发墨鱼去杂洗净，切成丝；水发玉兰片洗净，切成丝；当归洗净放入砂锅中，加入清水 200ml，煎取药汁约 50ml。把墨鱼丝浸入药汁内 30 分钟捞出，沥水待用。炒锅用旺火烧热，加入植物油，烧至七成热时，入葱段、生姜丝爆香，放入墨鱼丝、玉兰片，快速煸炒，入料酒、食盐、酱油稍炒片刻，再加入鸡骨汤及原泡墨鱼药汁，煮沸后用湿淀粉勾芡，放入味精，淋入香油即成。佐餐食用。

【功效主治】滋阴，养血，宁神。适用于心肾不交型心烦失眠、心悸健忘患者。

百合炒芹菜

【组成】鲜百合 200g，芹菜 500g，干红辣椒 2 个，食盐、味精、白糖、黄酒、精制油、葱花、生姜末各适量。

【制法用法】将芹菜摘去根和老叶，洗净，放入沸水锅中烫透捞出，沥净水，大棵根部（连同部分茎）先竖刀切成 2~3 瓣，再横刀切成约 3cm 长的段；百合去杂质后洗净，剥成片状；干红辣椒去蒂、籽，洗净，切成细丝备用。炒锅上火，放入精制油烧热，下葱花、生姜末、干红辣椒炝锅，随即倒入百合瓣、芹菜段继续煸炒透，烹入黄酒，加入白糖、食盐、味精及少许清水，翻炒几下，出锅装盘即成。当菜佐餐，随意食用。

【功效主治】滋阴降火。适用于阴虚火旺型失眠患者。

芦笋炖豆腐

【组成】豆腐 500g，鲜芦笋 5 根，豆腐皮 1 张，水发黑木耳 30g，水发香菇 40g，植物油、精盐、白糖、酱油、淀粉各适量。

【制法用法】将豆腐皮洗净，下油锅略炸，切成 6cm 宽的长条。豆腐切条。鲜芦笋入开水锅中烫熟。水发香菇、水发黑木耳切片，加精盐、白糖煨 15 分钟。用豆腐皮卷上豆腐、香菇、黑木耳，排成 2 排，放入熟芦笋，入锅，加少量水炖 10 分钟，待汤收干时用酱油、淀粉等调成金黄色勾芡汁，淋上芡汁即成。佐餐食用。

【功效主治】滋阴，清火。适用于失眠患者。

太子参鸭

【组成】太子参 15g，老鸭 1 只，精盐、黄酒、生姜片、葱段、胡椒粉各适量。

【制法用法】将鸭宰杀后去毛、内脏、剁去爪，洗净。太子参去杂洗净。将鸭、太子参、生姜片、葱段、黄酒、精盐一同放入锅中，加入适量水，用大火烧开，再改小火炖至鸭熟烂，拣去葱、姜，撒入胡椒粉调味即成。佐餐食用。

【功效主治】滋阴补虚。适用于失眠症。

猪髓扒菜心

【组成】猪脊髓 10 条，油菜心 10 棵，鲜汤 500ml，精盐、黄酒、味精、白糖、葱段、生姜片、胡椒粉、湿淀粉、鸡油各适量。

【制法用法】将猪脊髓洗净，放入开水锅中烫一下，捞出。锅中放鲜汤 250ml，加入精盐、葱段、生姜片和黄酒，将猪脊髓放入汤内，用大火烧开后改用小火煨 5 分钟，捞出晾凉，除去筋皮，轻轻剥出脊髓。将油菜心洗净，放入开水锅中烫透，捞出控去水分，整齐地码在盘中。再将锅上火，放油烧热，放入葱、生姜煸炒，烹入黄酒，加入鲜汤 250ml、精盐、白糖、胡椒粉，调好口味。将脊髓、油菜心放入锅内，汤开撇去浮沫，用小火烧5分钟，再改用大火收汁，淋入湿淀粉，顺锅边淋入葱姜油，转动炒锅，待淀粉熟透，淋入鸡油，整齐地盛入盘内即成。佐餐食用。

【功效主治】滋阴补髓。适用于失眠患者。

柏子仁黄金鸭

【组成】鸭1只（重约1500g），柏子仁100g，猪腿肉250g，猪肥膘肉50g，鸡蛋2个，葱10g，生姜10g，淀粉50g，植物油750ml（实耗约50ml），精盐、味精、酱油、黄酒、白糖各适量。

【制法用法】将鸭从腹部开膛，去内脏，洗净，切成4大块（即胸、腿各两大块），用刀背轻轻将肉捶一遍。把猪腿肉和猪肥膘肉分别剁成细末后加入酱油、黄酒、精盐、白糖拌匀，分成4份。将鸡蛋同淀粉调成蛋糊，在鸭肉上涂抹一层，将猪肉末镶在鸭肉上，再撒满柏子仁，用手按紧抹平（但不要将柏子仁陷入肉内部）。炒锅上火，放油烧至七八成热，下鸭肉油炸呈黄色，迅速捞出，放在砂锅内（锅底垫上葱、生姜），加入黄酒、酱油、白糖、精盐、味精、清水，用小火将其煨熟后倒出原汤汁，将鸭肉切斜刀块，鸭皮朝上装盘，原汤汁下锅收浓后浇在鸭肉上即成。佐餐食用。

【功效主治】滋阴安神。适用于失眠患者。

地黄丹皮炖鸭

【组成】生地黄30g，牡丹皮12g，鸭1只，精盐适量。

【制法用法】将鸭宰杀后洗净，再把生地黄、牡丹皮纳入鸭腹内，放入砂锅，加适量水，炖熟后加精盐调味即成。佐餐食用。

【功效主治】滋阴清火。适用于失眠患者。

桂圆山药炖甲鱼

【组成】桂圆肉 20g，怀山药 20g，甲鱼 1 只（重约 500g）。

【制法用法】先用热水烫甲鱼，使其排尿后切开洗净去内脏。将甲鱼肉与壳一起连同怀山药、桂圆肉放炖盅内，加水适量，隔水炖熟即成。佐餐食用。

【功效主治】滋阴，养血。适用于失眠患者。

当归桃仁焖仔鸡

【组成】当归 20g，雄仔鸡 1 只，核桃仁 10g，桂枝 10g，鸡血藤 20g，生姜 10g，葱白 10g，黄酒 25ml，甜面酱 20g，花椒 3g，精盐、白糖、味精、鲜汤各适量。

【制法用法】将鸡宰杀后洗净，放入净水浸泡 2 小时，捞出后切成 3cm 条块，经油炸后放入罐中。将当归、核桃仁、桂枝、鸡血藤切碎，装入纱布袋，扎上口，投入罐中。将生姜、葱白等调料放入，加入鲜汤及适量水，上笼蒸 1 小时左右，取出翻扣于盘中，拣出药袋及生姜、葱白，余汁倒入炒锅，用大火烧开，兑入少量湿淀粉勾成薄芡，反复推匀，浇在鸡上即成。佐餐食用。

【功效主治】补肾养血。适用于失眠患者。

玫瑰花煮羊心

【组成】鲜玫瑰花 50g（或干品 15g），羊心 50g，精盐适量。

【制法用法】将玫瑰花洗净，放入小锅内加精盐和水浸泡10分钟，备用。羊心洗净后切成薄片，入锅，加入玫瑰盐水，炖煮至羊肉熟烂即成。佐餐食用。

【功效主治】解郁安神。适用于失眠患者。

清蒸鳗鱼

【组成】莲子50g，鳗鱼500g，生姜片6g，葱段10g，料酒10ml，食盐、味精、精制豆油各适量。

【制法用法】将莲子去皮、心，洗净；鳗鱼宰杀、去肠杂，洗净切段。把鳗鱼段原形盘圈于盘内，加入清水200ml，放入生姜片、葱段、食盐、料酒、味精及精制豆油，置锅中隔水蒸1小时即成。佐餐食用。

【功效主治】补肾养心。适用于肝肾阴虚型神经衰弱、心烦失眠患者。

黑木耳炖鸡

【组成】童子鸡1只，黑木耳30g，黄酒、葱、姜、精盐各适量。

【制法用法】将黑木耳泡发，择洗干净，撕小片。葱剥洗干净，切段。姜洗净，去皮，切片。鸡宰杀后，褪毛，去内脏，洗净，切块。炖锅内放入鸡块、黄酒、葱、姜、精盐，水适量，大火烧开，改用小火炖1小时后放入黑木耳，稍炖即成。佐餐食用，每日1次。

【功效主治】滋阴补肾。适用于失眠患者。

拔丝核桃仁

【组成】核桃仁250g，鸡蛋黄1个，白糖150g，植物油

500ml（实耗约50ml），麻油、淀粉各适量。

【制法用法】将鸡蛋黄打入碗内，加入淀粉和少许清水调匀。炒锅上火，加入植物油烧热，把核桃仁挂上蛋黄糊后放入油锅内，炸呈金黄色、脆酥时用漏勺捞出，沥去油。炒锅上火，放麻油烧热，放入白糖，炒至周围起小泡时投入核桃仁翻炒，使糖浆挂在核桃仁上，然后快速起锅装入已抹上一层麻油的盘内即成。当甜点食用。

【功效主治】补肾。适用于失眠患者。

花生炖龟肉

【组成】乌龟1只（约500g），花生仁50g，猪腿骨400g，生姜块、葱段、精盐、味精、黄酒各适量。

【制法用法】将乌龟放入开水中烫死，剁去头、爪，刮去粗皮，除去肚内肠杂，再剁成块；生姜、葱洗净。锅置大火上，加清水，猪腿骨垫锅底，龟甲、龟肉同入，烧开后撇出血沫，加入花生仁、生姜、葱、黄酒，再改用小火炖至熟烂，取出生姜、葱、骨头，加入精盐、味精调好口味即成。佐餐食用。

【功效主治】补肾益髓。适用于失眠患者。

花生叶炖大枣

【组成】花生叶200g，大枣20枚。

【制法用法】将大枣洗净，与花生叶同入锅中，加适量水，小火煨炖30分钟即成。每日上下午分服，大枣可同时嚼食。

【功效主治】健脾养血。适用于失眠患者。

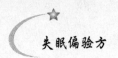

杜仲炖公鸡

【组成】黑仔公鸡1只，杜仲30g，桂皮、大茴香、精盐各适量。

【制法用法】将公鸡去毛及内脏，洗净，将杜仲填入鸡腹腔，放入锅中，加足水。大火煮开后下调料，再用小火慢炖，至鸡肉烂熟即成。佐餐食用。

【功效主治】补肾，宁心。适用于失眠患者。

枸杞炒肉丝

【组成】枸杞子50g，猪瘦肉250g，黄酒、白糖、酱油、植物油、精盐、湿淀粉各适量。

【制法用法】将猪肉洗净切丝，并加湿淀粉拌匀，再放入烧热的油锅中滑炒，烹入黄酒，加酱油、白糖和精盐调味，再投入洗净的枸杞子，翻炒片刻，淋上明油即成。佐餐食用。

【功效主治】滋肝补肾。适用于失眠患者。

苁蓉牡蛎肉片

【组成】肉苁蓉30g，牡蛎肉250g，大蒜、香葱、淀粉、植物油、精盐、味精各适量。

【制法用法】将大蒜、香葱洗净后切成细末。牡蛎肉切成薄片后洗净。肉苁蓉煎浓汁，将肉苁蓉汁加入适量淀粉和牡蛎肉片混合勾芡。炒锅上火，放油烧热，加入葱花、大蒜煸香，倒入混合的牡蛎肉片中，加入精盐、味精，炒至嫩熟即成。佐餐食用。

【功效主治】补肾，滋阴。适用于失眠患者。

麦冬枣仁炖乳鸽

【组成】乳鸽 1 只,麦冬 10g,酸枣仁 10g,远志 5g,香菇 4 枚,鸡汤 60ml,黄酒 20ml,葱 4 根,生姜 5 片,精盐 2g,味精 1g,胡椒粉 1g,鲜汤适量。

【制法用法】将乳鸽宰杀去毛,用刀从鸽子背上切开一个口子,掏出内脏,用水冲洗干净。将酸枣仁炒香,捣碎备用。将香菇用水泡开,去蒂洗净切丁,备用。将麦冬、远志用水浸 1 小时,切成绿豆大小的丁,然后与香菇丁、精盐拌一下,一起从鸽子背部塞入鸽腹内,在切口处塞上葱结,用线缝上。将鸽子腹部朝下放在盆里,加入鲜汤、生姜片、味精、黄酒、葱花,将盆盖盖好,再用湿绵纸封住盆口边沿,放入高压锅内蒸熟。将鸽子背线拆开,取出鸽内药渣,将鸽子用刀切成片装盘,将蒸盆内所剩的汤浇在鸽肉上,撒上炒酸枣仁和胡椒粉即成。佐餐食用。

【功效主治】补肾养心。适用于失眠患者。

枸杞炖羊脑

【组成】枸杞子 50g,羊脑 1 具,葱段、生姜片、精盐、黄酒、味精各适量。

【制法用法】将羊头锯开头骨,取出羊脑,除去筋膜(尽量保持脑组织完整)。枸杞子择洗干净。将羊脑放入砂锅,加入适量水,放入枸杞子、葱段、生姜片,加入黄酒、精盐,隔水炖至羊脑熟透,调入味精即成。佐餐食用。

【功效主治】补肾生髓。适用于失眠患者。

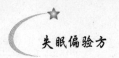

桂圆鸡丁

【组成】鸡脯肉 200g，桂圆肉 20g，小白菜 30g，鸡蛋 2 个，精制植物油 50g，食盐、白糖、酱油、味精、黄酒、胡椒粉、葱花、生姜片、蒜苗段、鲜汤、湿淀粉各适量。

【制法用法】将桂圆肉、小白菜分别洗净；取一小碗，加入白糖、酱油、味精、鲜汤、胡椒粉、湿淀粉，调成汁；鸡脯肉用刀背捶松，切成 1.5cm 见方的小丁，放在碗中，加食盐和湿淀粉拌匀。炒锅置火上，放入精制植物油烧热，倒入桂圆肉、鸡丁快速炒至鸡肉发白、质干，加入黄酒、葱花、生姜片、蒜苗段，炒匀后加入调味汁，再放入在油锅中滑过的小白菜，稍炒即成。佐餐食用。

【功效主治】补脾益肾。适用于神经衰弱之失眠健忘患者。

五香牛肉

【组成】牛腿肉 500g，食盐、酱油、白糖、干辣椒、大茴香、花椒、生姜片、葱白段、香油各适量。

【制法用法】将牛肉洗净，切成 2 块，放入锅中，加清水适量，再放食盐、酱油、白糖、干辣椒、大茴香、花椒、生姜片、葱白段，在中火上卤 1 小时左右，待牛肉熟烂，捞起晾凉，切片装盘，淋上香油即成。佐餐食用。

【功效主治】补脾，养气。适用于神经衰弱导致的失眠患者。

黄精炖鸭

【组成】鸭子 1 只（重约 2000g），黄精 30g，罐头橘子 200g，鸡汤 750ml，精盐 5g，黄酒 10ml，味精 2g，白糖 10g，鸡油 50g，

淀粉适量。

【制法用法】将黄精洗净、切片，以水煮提取法提取黄精浓缩汁 30ml。将鸭子从背部劈开，放在底部带有竹笋的锅里，将鸭子胸脯向下，加入罐头橘子原汁、各种调料、鸡汤和黄精浓缩汁，上火焖 30 分钟，将鸭子连竹笋一起捞出，鸭胸脯向上翻扣在盘内。原汤加鸡油、淀粉勾成汁，浇在鸭子上，然后用橘子围边即成。佐餐食用。

【功效主治】滋阴补虚。适用于脾、肺阴虚的失眠患者。

枸杞鸡卷

【组成】核桃仁 100g，枸杞子 50g，公鸡 1 只（约 750g），葱段、生姜片、精盐、黄酒、卤汁、麻油、植物油各适量。

【制法用法】将枸杞子洗净，核桃仁用开水浸泡剥去种皮，捞出后控干水分。炒锅上火，放油烧至七成热，放入核桃仁，炸至浅黄色时捞出，沥尽油待用。公鸡宰杀后去毛及内脏、洗净。从脊背处切开，剔除鸡骨（保持鸡全身肉形完整），将鸡肉放入盆中，加入精盐、黄酒、葱段、生姜片，腌制 3 个小时。取出腌好的鸡肉，鸡皮朝下展平，把枸杞子、核桃仁混匀，平摊在鸡肉上，卷成筒状，再包卷两层纱布，用线缠紧。炒锅上火，加入卤汁，用大火煮开，放入卷好的鸡肉卷，用大火煮 40 分钟捞出，晾凉后解除缠的线、纱布，刷上麻油，横断切成 2mm 左右厚的圆片，摆入盘中即成。佐餐食用。

【功效主治】补肝肾。适用于肝肾阴虚型失眠患者。

第三章 中药外用偏验方

一、外敷偏方

胆南星吴茱萸方

【组成】胆南星、吴茱萸各 3g，半夏 5g，鸡蛋 1 个。

【制法用法】将胆南星、吴茱萸、半夏共研成细末，混匀后加鸡蛋清调成糊状，于晚上睡觉前敷于双足底之涌泉穴，用纱布覆盖，胶布固定，次日晨起去掉。每晚 1 次，连用 7~10 次为 1 个疗程。

【功效主治】清热化痰。适用于痰热内扰型失眠患者。

朱砂石菖蒲方

【组成】朱砂、石菖蒲各等份，蜂蜜适量。

【制法用法】将朱砂、石菖蒲共研成细末，炼蜜制成药饼（每个重约 6g）。用时取药饼 1 个，敷贴于足底之涌泉穴，两涌泉穴交替使用。每日换药 1 次，5 次为 1 个疗程。

【功效主治】安神豁痰。适用于痰热内扰型失眠患者。

山栀子桃仁方

【组成】山栀子、桃仁各 12g，冰片 5g，蜂蜜 30g。

【制法用法】将山栀子、桃仁、红花共研成细末，混入冰片搅匀，加入蜂蜜（加热熬至滴水成珠）调成膏状，敷于心前区或膻中穴，上盖油纸，胶布固定。每日换药 1 次。

【功效主治】清热，泻火，祛瘀。适用于瘀热交滞型失眠、神经衰弱患者。

磁石刺五加方

【组成】磁石、刺五加各 20g，茯神 15g，五味子 10g。

【制法用法】先将磁石放入砂锅中，加入清水适量，煎煮 30 分钟，之后加入刺五加、茯苓、五味子，再煎 30 分钟，去渣取汁。将洁净的纱布浸泡于药汁中，趁热敷于患者前额及太阳穴。每晚 1 次，每次 20 分钟。

【功效主治】健脾，安神。适用于失眠患者。

珍珠母槐花吴茱萸方

【组成】珍珠母、槐花、吴茱萸各等份，米醋适量。

【制法用法】将珍珠母、槐花、吴茱萸分别晒干，一同研成细末、混匀，装瓶密闭备用。用时取药粉适量，加米醋调成膏状，敷贴于脐部神阙及双足底之涌泉穴，用纱布覆盖，胶布固定。每日换药 1 次，10 次为 1 个疗程。

【功效主治】平肝潜阳。适用于阴虚火旺型、肝郁化火型失眠患者。

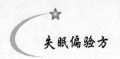

桃仁杏仁方

【组成】桃仁、杏仁各 12g，山栀子 6g，胡椒 2g。

【制法用法】将上药共研成细末，用食醋适量调成膏状，于睡前取 1 角硬币大小的药膏，贴敷在两足心之涌泉穴上，用纱布包好，胶布固定。每晚 1 次，次日晨起去掉，连用 10 日为 1 个疗程。

【功效主治】活血，祛瘀。适用于肝郁火旺型失眠患者。

黄连阿胶方

【组成】黄连 15g，阿胶、白芍、黄芩各 9g，鸡蛋 1 个。

【制法用法】将黄连、阿胶、白芍、黄芩研成细末，贮瓶备用。每次取适量，用鸡蛋清调成膏状，敷于神阙穴，用纱布覆盖，胶布固定。1~2 日换药 1 次，连用 5~7 次为 1 个疗程。

【功效主治】泻火解毒。适用于阴虚火旺型失眠患者。

吴茱萸肉桂方

【组成】吴茱萸 20g，肉桂 2g，米醋适量。

【制法用法】将吴茱萸、肉桂研成细末，混合后加米醋调匀，做成 2 个饼。于晚上睡觉前将药饼敷贴于双足底之涌泉穴，用纱布覆盖，胶布固定，次日晨起去掉。每晚 1 次，7~10 次为 1 个疗程。

【功效主治】温经通脉。适用于肝肾阴虚型、阴虚火旺型及肝郁火化型失眠患者。

盐附子生地黄方

【组成】盐附子、生地黄各等份。

【制法用法】将盐附子、生地黄研成细末，混匀后加清水调成膏状。每次取适量，于晚上睡觉前敷贴于双足底之涌泉穴，用纱布覆盖，胶布固定，次日晨起去掉。每晚 1 次，7~10 次为 1 个疗程。

【功效主治】滋阴，散寒。适用于肝肾阴虚型、阴虚火旺型及心肾不交型失眠患者。

黄连肉桂鸡蛋方

【组成】黄连 12g，肉桂 5g，鸡蛋 1 个。

【制法用法】将黄连、肉桂共研成细末，混匀后用鸡蛋清调成糊状，于晚上睡觉前将药糊分敷于双足底之涌泉穴，用纱布覆盖，胶布固定，次日晨起去掉。每晚 1 次，连用 10 次为 1 个疗程。

【功效主治】清热，温经。主治心烦失眠，适用于对心肾不交型、阴虚火旺型失眠患者。

黄连朱砂五味子方

【组成】黄连 15g，朱砂 1g，五味子 5g。

【制法用法】将黄连、朱砂、五味子共研成细末，混匀后装入瓶中，密闭备用。每次取适量，纳入肚脐中，外用胶布固定。每日换药 1 次，3~5 次为 1 个疗程。

【功效主治】清热，宁心。适用于心肾不交型、阴虚火旺型失眠患者。

韭菜根生地黄方

【组成】韭菜根、生地黄各 15g，大蒜 5 头。

【制法用法】先将韭菜根、生地黄烘干，研成细末，再把大蒜捣成糊状，之后将药粉与大蒜糊充分调和，每次取适量，做成2个饼。于晚上睡觉前将药饼敷贴于双足底之涌泉穴，用纱布覆盖，胶布固定，次日晨起去掉。每晚敷贴1次，连用7~10次为1个疗程。

【功效主治】滋阴清热。适用于心肾不交型、阴虚火旺型失眠患者。

大蒜吴茱萸方

【组成】大蒜、吴茱萸各10g。

【制法用法】将吴茱萸与大蒜分别捣烂，混匀后调成膏状，之后把药膏分敷于双足底之涌泉穴上，用纱布覆盖，胶布固定，敷贴24小时后取下。每3日敷贴1次，连用3~5次为1个疗程。

【功效主治】消积行气。适用于头晕心烦、失眠健忘患者。

五倍子郁金方

【组成】五倍子、郁金各等份，蜂蜜适量。

【制法用法】将五倍子、郁金分别研成细末，混匀后加入蜂蜜调成膏状。每次取药膏适量，分敷于涌泉、神阙穴，用纱布覆盖，胶布固定。每日换药1次，7~10次为1个疗程。

【功效主治】行气解郁。适用于神经衰弱以心烦失眠、心悸盗汗为主要表现者。

三七丹参方

【组成】三七10g，丹参12g，石菖蒲、远志各20g，红花8g，香附 6g。

【制法用法】将上述药物共研成细末，用 40 度白酒调成稠膏状，每次取适量，填满肚脐，外用胶布固定。于月经前 1 周开始治疗，每晚换药 1 次，连用 10 次为 1 个治疗周期，3 个月为 1 个疗程。每晚换药前用温水擦洗脐部，擦干后再上药。凡体质虚弱或脐部周围继发感染者勿用。

【功效主治】活血祛瘀。适用于经前期失眠患者。

珍珠母丹参方

【组成】珍珠母、丹参各 10g。

【制法用法】将珍珠母、丹参共研成细末，过筛后备用。先用酒精棉球擦净脐窝，再取以上药粉撒脐窝内，以填满为度，上盖胶布固定牢固。每晚睡前外敷 1 次，连用 5~7 日为 1 个疗程。

【功效主治】平肝潜阳。适用于老年人失眠。

山栀子方

【组成】生山栀子 10~30g。

【制法用法】将生山栀子研碎，敷于两足底之涌泉穴。每晚更换 1 次，1 周为 1 个疗程，连用 3 个疗程。

【功效主治】泻火。适用于青壮年人失眠。

桃仁杏仁方

【组成】桃仁、杏仁各 12g，山栀子 3g，胡椒 7 粒，糯米 14 粒，鸡蛋 1 个。

【制法用法】将桃仁、杏仁、山栀子、胡椒、糯米共研成细末，混匀后加鸡蛋清调成糊状。每次取适量药糊，于晚上睡觉前

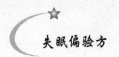

敷贴于一侧足底之涌泉穴，用纱布覆盖，胶布固定，次日晨起去掉。每晚1次，双足交替，7~10次为1个疗程。

【功效主治】祛瘀，润肠。主治高血压病所致头晕耳鸣、面部烘热、心悸失眠者。

朱砂安神丸方

【组成】朱砂安神丸（或归脾丸、天王补心丹）适量。

【制法用法】每次取上药10g，研成细末，加米醋适量调成糊状，敷于脐中，盖上棉球，用胶布固定。每晚1次。

【功效主治】镇心安神。适用于神经衰弱所致之顽固性失眠患者。

朱砂茯苓方

【组成】朱砂2g，茯苓10g，琥珀、酸枣仁各12g，丹参15g，蜂蜜适量。

【制法用法】将朱砂、茯苓、琥珀、酸枣仁、丹参分别研成细末，混匀后装入瓶中，密闭备用。用时取药末适量，用蜂蜜调成膏状，敷贴于脐中穴，用纱布覆盖，胶布固定。每日换药1次，可连用5~7日。

【功效主治】宁心安神，清热养血。适用于神经衰弱之失眠、烦躁、头痛、记忆力减退患者。

白芥子鸡蛋方

【组成】白芥子150g，鸡蛋清适量。

【制法用法】将白芥子研成细末，用鸡蛋清调成膏状，每次取药膏适量，敷于足底之涌泉穴，用胶布固定。每日换药1次，每次 6~8 小时。局部若出现小水疱可按烫伤处理。

【功效主治】利气豁痰。主治高血压及癫痫所致的失眠头痛。

二、药枕偏方

竹茹荞麦皮枕

【组成】竹茹 800g，荞麦皮 1000g。

【制法用法】将竹茹晒干，粉碎成粗末，用纱布包裹缝好，与晒干的荞麦皮一同装入枕芯，制成保健药枕。晚上睡觉时枕用。

【功效主治】涤痰。适用于痰热内扰之失眠患者。

灯心草枕

【组成】灯心草 1000g。

【制法用法】将灯心草晒干，粉碎成粗末，用纱布包裹缝好，装入枕芯，制成保健药枕。晚上睡觉时枕用。

【功效主治】清心。适用于心火亢盛型失眠患者。

生磁石枕

【组成】生磁石、石菖蒲、郁金各 500g。

【制法用法】先将生磁石打碎成高粱米大小颗粒，再将石菖蒲、郁金晒干或烘干，研成碎末，之后把三者混合均匀，装入枕芯，制成药枕。晚上睡觉时枕用。

【功效主治】化痰镇静。适用于痰热内扰型、心胆气虚型失眠患者。

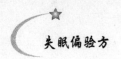

菖蒲合欢侧柏枕

【组成】石菖蒲、合欢皮各500g，侧柏叶400g。

【制法用法】将上药一同烘干，共研成粗末，装入枕芯，制成药枕。晚上睡觉时枕用。

【功效主治】清热化痰。适用于痰热内扰所致的多梦易醒、难以入寐、头重头昏、痰多胸闷、心烦口苦等。

竹茹菖蒲枕

【组成】竹茹、石菖蒲各1000g。

【制法用法】将竹茹、石菖蒲分别晒干或烘干，研成碎末，混匀后装入枕芯，制成药枕。晚上睡觉时枕用。

【功效主治】祛痰化热。适用于痰热内扰型失眠患者。

枸杞子芝麻枕

【组成】枸杞子750g，芝麻500g。

【制法用法】将枸杞子、芝麻分别晒干，混匀后装入布袋中，纳入枕芯，制成枸杞子芝麻枕。晚上睡觉时枕用。

【功效主治】补肝肾。适用于各种失眠患者，对肝肾阴虚型、心脾两虚型、心肾不交型者尤为适宜。

安神宁志药枕

【组成】柏子仁、吴茱萸、薄荷、橘皮、白芷、白术、附片、川芎、藁本、薏苡仁、防风、夜交藤、合欢皮、白菊花、淡竹叶、艾叶、远志各30g。

【制法用法】将上述药物晒干，研成碎末，混匀后装入枕芯，制成药枕。晚上睡觉时枕用。

【功效主治】健脾，安神。适用于心胆气虚型、心脾两虚型失眠患者。

归芪枕

【组成】当归、黄芪各1200g，甘松、白芍、茯苓、生地黄各500g，葛根100g，大枣200g。

【制法用法】将上述药物分别烘干，研成粗末，混匀后装入枕芯，制成药枕。晚上睡觉时枕用。

【功效主治】宁心安神。适用于气血亏虚型失眠患者。

绿豆菊花枕

【组成】绿豆500g，菊花250g。

【制法用法】先将绿豆晒干，粉碎成粗末，与晒干搓碎的菊花混匀，用纱布包裹缝好。制成薄型药枕芯，与普通枕芯配合使用。

【功效主治】疏风清热。适用于各种失眠患者，对肝郁化火型、心肝火旺型者尤为适宜。

白菊花枕

【组成】白菊花2000g。

【制法用法】将白菊花晒干，用纱布包裹缝好，装入枕芯，制成保健药枕。晚上睡觉时枕用。

【功效主治】清热。适用于肝阳上亢型失眠患者。

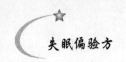

促眠药枕

【组成】白菊花、桑叶、竹茹各20g，白芷、石菖蒲、荆芥、川芎、牡丹皮各15g，决明子、磁石、薄荷各30g。

【制法用法】将上述药物晒干，研成碎末，加入灯心草适量混匀，装入枕芯，制成药枕。晚上睡觉时枕用。

【功效主治】疏肝解郁。适用于肝郁化火型失眠患者。

益神枕

【组成】绿豆叶、橘叶、龙胆草、桑叶、地骨皮、菊花、决明子各150g。

【制法用法】将上述药物分别晒干或烘干，研成碎末，混匀后装入枕芯，制成药枕。晚上睡觉时枕用。

【功效主治】清肝泻热。适用于肝郁化火型、阴虚火旺型失眠患者。

丹芎芷菊枕

【组成】牡丹皮、白芷各200g，川芎400g，白菊花1000g。

【制法用法】将上述药物分别拣净、晒干，共研成粗末，装入枕芯，制成药枕。晚上睡觉时枕用。

【功效主治】清头目，安心神。适用于肝阳上亢型失眠、神经衰弱型失眠患者。

决菊灯心枕

【组成】决明子、滁菊花、朱灯心草各200g。

【制法用法】将上述药物分别晒干，混匀后装入枕芯，制成药枕。晚上睡觉时枕用。

【功效主治】清肝安神。适用于肝阳上亢型失眠患者。

决明枕

【组成】决明子、石决明各 1500g。

【制法用法】将草决明、石决明洗净晒干，共研成粗末，装入枕芯，制成药枕。晚上睡觉时枕用。

【功效主治】平肝潜阳。适用于肝阳亢盛型失眠患者。

地龙磁石赤芍枕

【组成】地龙 100g，生地黄 300g，五味子、桑葚各 200g，磁石、代赭石各 500g，赤芍 150g，冰片 5g。

【制法用法】先将磁石、代赭石打碎，与冰片混合，余药烘干后共研成粗末，之后一同混匀，装入枕芯，制成药枕。晚上睡觉时枕用。

【功效主治】滋阴补肾，养心安神。适用于阴虚火旺型失眠多梦患者。

决明菊花枕

【组成】决明子、菊花各 1000g。

【制法用法】将决明子、菊花分别晒干或烘干，混匀后装入枕芯，制成药枕。晚上睡觉时枕用。

【功效主治】清肝泻火。适用于阴虚火旺型失眠患者。

黑豆磁石枕

【组成】黑豆、磁石各 1000g。

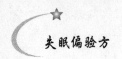

【制法用法】将黑豆、磁石分别捣碎，混匀后装入枕芯，制成药枕。晚上睡觉时枕用。

【功效主治】宁心定志。适用于肝肾阴虚型、阴虚火旺型失眠患者。

黑豆枕

【组成】黑豆适量。

【制法用法】将黑豆晒干，纳入枕芯，制成黑豆保健枕。晚上睡觉时枕用。

【功效主治】补气。适用于各种失眠，对中医辨证属肾虚者尤为适宜。

黄连丹皮龙骨枕

【组成】黄连、牡丹皮、龙骨、磁石各500g，生地黄、肉桂各300g，细辛15g。

【制法用法】将上述药物一起烘干，共研成粗末，混匀后装入枕芯，制成药枕。晚上睡觉时枕用。

【功效主治】交通心肾。适用于心肾不交所致的心烦不寐、头晕健忘、腰酸腿软、五心烦热患者。

茶叶茉莉枕

【组成】陈茶叶300g，茉莉花少许。

【制法用法】将陈茶叶、茉莉花分别晒干，混匀后用纱布包裹缝好，制成薄型药枕芯。与普通枕芯合在一起使用。

【功效主治】清心降火。适用于各种失眠患者。

当归白芍枕

【组成】当归、白芍各 900g，薄荷、甘草各 100g。

【制法用法】将上述药物分别烘干，粉碎成粗末，混匀后装入枕芯，制成药枕。晚上睡觉时枕用。

【功效主治】养阴柔肝。适用于精神、神经疾病引起失眠的患者。

安神枕

【组成】生磁石、生铁落、海蛤壳各 1000g，远志 600g，石菖蒲 400g。

【制法用法】将生磁石、生铁落分别打碎，海蛤壳、远志、石菖蒲分别烘干，之后研成粗末，装入枕芯，制成药枕。晚上睡觉时枕用。

【功效主治】镇惊安神。适用于心胆气虚型失眠患者。

定喘安神枕

【组成】当归、杏仁各 5g，蛤粉 6g，麻黄、款冬花、桑白皮、半夏各 30g，灯心草 100g。

【制法用法】将前 7 味药物分别晒干或烘干，研成碎末，加入灯心草，装入枕芯，制成药枕。晚上睡觉时枕用。

【功效主治】化痰定喘。适用于伴有气管炎、哮喘的失眠患者。

荆芥防风枕

【组成】荆芥、防风、钩藤、夏枯草、牛膝、菊花、桑叶

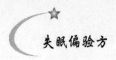

各 250g。

【制法用法】先将荆芥、防风、钩藤、牛膝烘干后粉碎成粗末，再与晒干的夏枯草、菊花、桑叶充分混合，之后装入枕芯，制成药枕。晚上睡觉时枕用。

【功效主治】平肝，清热。适用于高血压失眠患者。

丹桑川芎冰片枕

【组成】丹参 1000g，桑葚、川芎各 200g，冰片 10g。

【制法用法】将丹参、桑葚、川芎一同烘干，研成粗末，再放入冰片混匀，装入枕芯，制成药枕。晚上睡觉时枕用。

【功效主治】养血，活血，安神。适用于心血不足所致的失眠多梦、头晕乏力、心烦心悸者。

香薷佩兰豆衣枕

【组成】香薷、藿香各 300g，佩兰、薄荷、绿豆衣各 200g。

【制法用法】将上述药物分别晒干，一同搓成粗末，装入枕芯，制成药枕。晚上睡觉时枕用。

【功效主治】清暑，化湿，助眠。适用于夏日失眠患者。

陈皮乌梅香附枕

【组成】陈皮、半夏、茯苓、乌梅、桑叶、蒲公英、川芎、干姜、白术各 200g，藿香、香附各 100g。

【制法用法】先将陈皮、半夏、茯苓、乌梅、川芎、干姜、白术、香附烘干后研成粗末，再与桑叶、蒲公英、藿香混匀后装入枕芯，制成药枕。晚上睡觉时枕用。

【功效主治】理气健脾。适用于慢性胃炎失眠患者。

补骨菟丝枸杞枕

【组成】补骨脂、菟丝子、肉桂、肉苁蓉、熟地黄各250g，当归、川芎、枸杞子、女贞子、茴香各150g。

【制法用法】将上药分别晒干或烘干，研成粗末，混匀后装入枕芯，制成药枕。晚上睡觉时枕用。

【功效主治】补肾，宁心。适用于肾虚失眠患者，对老年患者尤为适宜。

防风艾叶半夏枕

【组成】防风、白芷、当归、黄芪、肉桂、干姜、川芎各200g，艾叶、檀香、香附、半夏各100g，薄荷、藿香各50g。

【制法用法】将上药分别晒干或烘干，研成粗末，混匀后装入枕芯，制成药枕。睡觉时枕用。

【功效主治】调和阴阳。适用于更年期失眠患者。

三、足浴偏方

磁石足浴液

【组成】磁石30g，菊花、黄芩、夜交藤各15g。

【制法用法】将磁石放入锅中，加清水适量，先煎煮30分钟，再加入菊花、黄芩、夜交藤，继续煎煮30分钟，去渣取汁，趁热浸泡洗双足。每晚1次。

【功效主治】清热镇惊。适用于肝郁化火型、痰热内扰型失眠患者。

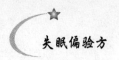

天麻钩藤方

【组成】天麻 12g，钩藤 9g，合欢皮 10g。

【制法用法】将上述药物水煎 2 次，去渣取汁，趁热浸泡双足。每晚 1 次，宜在睡前进行，5 日为 1 个疗程。

【功效主治】平肝，潜阳，安神。适用于肝阳上亢型失眠患者。

参芪方

【组成】党参 15g，黄芪 20g。

【制法用法】将党参、黄芪一同放入砂锅中，水煎 2 次，药液合并后，趁热浸泡双足。每晚睡前 1 次，每次 15~30 分钟。

【功效主治】健脾益气。适用于心脾两虚型失眠患者。

附子方

【组成】附子 20g。

【制法用法】将附子浸泡 1 小时，入砂锅中，文火煎煮 30 分钟，取药汁趁热浸泡双足，可先熏再浸洗。每晚睡前 1 次，每次 15~30 分钟。

【功效主治】温阳安神。适用于阳虚型失眠患者。

三黄方

【组成】黄芩、黄连、黄柏各 9g。

【制法用法】将黄芩、黄连、黄柏一同放入砂锅中，水煎去渣取汁，趁热浸泡双足。每晚睡前 1 次，每次 15~30 分钟。

【功效主治】清肝泻火。适用于肝郁化火型失眠患者。

黄精方

【组成】黄精、玉竹各 20g，川芎 3g。

【制法用法】将上述药物一同放入砂锅中，水煎 2 次，药液合并后，趁热浸泡双足。每晚睡前 1 次，每次 15~30 分钟。

【功效主治】滋阴，降火。适用于阴虚火旺型失眠。

丹参交藤方

【组成】丹参 20g，夜交藤、五味子各 15g，生地黄、百合各 30g。

【制法用法】将上述药物一同放入砂锅中，水煎去渣取汁，趁热先熏后洗双足。每晚睡前 1 次，每次 15~30 分钟。

【功效主治】滋阴，降火，安神。适用于阴虚火旺型失眠患者。

加味二妙液

【组成】黄柏、生地、黄知母、酸枣仁各 15g，牛膝、生牡蛎各 30g，吴茱萸 8g。

【制法用法】将上药一同放入砂锅中，加入清水适量，煎煮 30 分钟，去渣取汁，趁热浸泡洗双足。每晚睡前 1 次，每次 15~30 分钟。

【功效主治】滋阴降火。适用于阴虚火旺型失眠患者。

小麦方

【组成】小麦 30g，生地黄 20g，百合、生龙齿各 15g，大枣 3 枚。

【制法用法】将上述药物一同放入砂锅中，水煎2次，药液合并后，趁热浸泡双足。每晚睡前1次，每次15~30分钟。

【功效主治】滋阴，清热，养心。适用于阴虚火旺型失眠患者。

黄连肉桂方

【组成】黄连、肉桂各15g。

【制法用法】将黄连、肉桂一同放入砂锅中，水煎去渣取汁，趁热先熏后洗双足。每晚睡前1次，每次15~30分钟。

【功效主治】清热降火。适用于阴虚火旺型失眠患者。

安眠足浴液

【组成】黄连10g，肉桂3g，夜交藤、合欢皮、丹参各30g。

【制法用法】将上述药物一同放入砂锅中，水煎去渣，把药汁稀释成3000ml左右，水温控制在40℃左右。每日1次，临睡前浸泡双足，每次20~30分钟，10日为1个疗程。

【功效主治】交通心肾，宁心安神。适用于失眠患者。

半夏方

【组成】半夏、竹茹、山栀子各6g，陈皮9g。

【制法用法】将半夏、竹茹、山栀子、陈皮一同放入砂锅中，水煎去渣取汁，趁热浸泡双足。每晚睡前1次，每次15~30分钟。

【功效主治】清热和胃安神。适用于胃失和降型失眠患者。

朱砂安神方

【组成】朱砂1.5g，黄连、生地黄、当归各8g，炙甘草16g。

【制法用法】将上述药物一同放入砂锅中，水煎去渣取汁，趁热先熏后洗双足。每晚睡前 1 次，每次 15~30 分钟。

【功效主治】镇静，养心，安神。适用于心虚胆怯型失眠患者。

花生叶方

【组成】鲜花生叶 20g，赤小豆 30g。

【制法用法】将鲜花生叶、赤小豆一同放入砂锅中，水煎去渣取汁，趁热先熏后洗双足。每晚睡前 1 次，每次 15~30 分钟。

【功效主治】和胃安神。适用于胃失和降型失眠患者。

磁石茯神液

【组成】磁石、刺五加各 20g，茯神 15g，五味子 10g。

【制法用法】将磁石放入锅中，加清水适量，先煎煮 30 分钟，再加入其他药物，再煎 30 分钟，去渣取汁，趁热浸泡洗双足。每晚睡前 1 次，每次 15~30 分钟。

【功效主治】宁心安神。适用于失眠，对心胆气虚型患者尤为适宜。

薏苡方

【组成】薏苡仁 30g，半夏、川黄连各 15g。

【制法用法】将上药水煎取汁，第一煎的药汁口服，第二煎的药汁先熏后洗双足。每晚睡前 1 次，每次浸洗 15~30 分钟。

【功效主治】清热，和胃。适用于胃失和降型失眠患者。

有关失眠的常识

　　失眠即睡眠障碍，是指睡眠时间和质量不能达到正常睡眠要求，从而出现疲乏、注意力不集中、情绪不佳等不适的感觉。睡眠的时间和质量要以平时睡眠习惯为标准，而且只有连续无法正常成眠时间至少在 3 周以上，才称得上患有失眠症。失眠是中枢神经系统功能失调的表现，失眠可以表现出多种多样的症状，如难以入睡、早醒、睡眠中易醒、醒后难以再度入睡、睡眠质量下降（表现为多梦）、睡眠时间明显减少等。

　　引发失眠的原因众多，有环境因素、生理因素、疾病因素、精神因素、药物因素等等，其中环境因素和精神因素占有重要地位。偶尔失眠对身体并无大碍，但长期严重失眠将对人的健康产生不同程度的损害。

　　失眠属中医学"不寐""不得卧""目不瞑"等范畴。中医学认为，失眠的发生是机体脏腑功能紊乱、气血阴阳失调的表现，多由于暴怒、思虑、忧郁、劳倦、饱食、体质、环境及久病等因素影响了心神，使心神失养或者心神被扰而引起。中医治疗失眠是以整体观念和辨证论治为指导，通过调整脏腑功能，恢复机体阴阳平衡，从而达到改善睡眠的目的。

一、失眠的分型

一是辨轻重：不寐的病证轻重，与其病因、病程长短有关，要通过不同的临床表现加以辨别。轻证为少眠或不眠，重者彻夜不眠；轻者数日即安，重者成年累月不解，苦于入睡困难。

二是辨虚实：不寐的病性有虚实之分。虚证属阴血不足、心脑失其所养，表现为体质瘦弱、面色无华、神疲懒言、心悸健忘，多因脾失化源、肝失藏血、肾失藏精、脑海空虚所致。实证为火盛扰心或瘀血阻滞，表现为心烦易怒、口苦咽干、便秘溲赤、胸闷且痛，多由心火亢盛、肝郁化火、痰火郁滞、气血阻滞所致。

三是辨受病脏腑：不寐的主要病位在心脑。由于心神被扰或心神失养、神不守舍而致不寐。亦因肾精亏虚、脑海失滋、神不守持而致失眠。同时，其他脏腑如肝、胆、脾、胃、肾的阴阳气血失调，也可扰动心脑之神而致不寐。如急躁易怒而不寐者，多为肝火内扰；入睡后易惊醒者，多为心胆气虚；面色少华，肢倦神疲而不寐者，多为脾虚不运，心神失养。

二、午睡应注意的问题

正常人有 3 个睡眠高峰，分别在上午 9 时、午后 1 时和下午 5 时。上、下午的睡眠高峰常因工作和学习繁忙而被抑制和掩盖，所以困乏感不明显。午饭后。由于午休时间外界兴奋性刺激少，睡眠高峰随之袭来。因此，安排适当的午睡既符合人体生理特点，又可以使脑细胞得到短暂的休息，缓解压力，恢复体力，从而提高下午的工作效率和质量。午睡应注意以下几点。

（1）失眠的人应该尽量避免午睡，因为午睡会影响晚上的睡眠，加剧夜间失眠，进一步加重睡眠－觉醒节律紊乱。

（2）严格掌握午睡时间，合适的午睡时间一般以 15~30 分钟为宜。短暂午睡后，人会感到神清气爽、精力充沛、工作效率高。如果制造过浓的睡眠氛围，如穿睡衣、盖暖和的被子、午睡时间过长，人体容易进入深睡眠期，醒后会感到轻微的头痛、全身乏力、精神不佳．不利下午工作和学习，也会直接影响晚上的睡眠时间及质量。长时间的午睡，只适用于补足前晚的睡眠不足。

（3）午餐后不宜马上睡眠，因为这时胃内充满了食物，午睡会影响胃肠道的消化吸收，待午餐结束 15~30 分钟后再睡。

（4）选择理想的午睡体位。最理想的午睡体位是平卧位，因为平卧位可以使身体处于最舒服、最放松的状态，有利于解除身心疲劳。趴着或坐着午睡对健康都不利。

（5）午睡的习惯要持之以恒。午睡习惯应规律，如果有时睡而有时不睡，容易扰乱人体已形成的生物钟，损害健康。

（6）午睡时应避免睡在风口上，胸腹部要盖些东西，以免受风寒。

三、养成良好的睡眠习惯

睡眠是人在生命活动中不可缺少的行为状态。作为一个健康人，如何调节和培养自己的睡眠习惯，使之能适合自身的生理特点，适合自己的工作性质，保证身体和脑部的休息是非常重要的。首先，要根据自己的年龄、健康状况和生理特点，确定自己每天的睡眠时间和睡眠时间分配。其次，要根据自己的工作需要，安排合适的入睡时间。再次，要根据每个人的个体差异及自己实际的睡眠需要量，确定自己的睡眠周期，例如有人每天需要

10 个小时睡眠才能保持精力充沛，有人每天仅睡 6 个小时即可精神十足。一般而言，健康成年人每天的睡眠时间不应少于 5 个小时，也不能多于 10 个小时，特殊情况除外。最后，要根据工作、生活等突然性的变化，恰当、合理地调节自己的睡眠时间。如果是暂时性的睡眠不足，需注意及时补充睡眠。长时间占用睡眠时间，忽视睡眠时间的补充，就会导致睡眠障碍。还应该注意，夜间睡眠不足，不必完全利用白天时间给予补充，最好把补足睡眠的时间放在次日夜间，以免打乱自己的睡眠规律。如果是从事班倒工作的人，更要安排好自己的工作、休息和睡眠节律。良好的睡眠规律很重要，要逐渐形成自己常规的睡眠习惯。

良好的睡眠习惯是保证良好睡眠的前提条件：①明确自己是早睡型还是晚睡型，根据自己的具体情况安排上床时间，有些人习惯 12 点以后上床睡觉，而有的人则习惯 9 点以前睡觉。合理安排作息时间的关键在于不管是早睡型还是晚睡型，早晨醒来都不要恋床。②睡眠时卧室内光线要暗，温度、湿度适宜，保持室内安静和空气流通。③睡眠前不要与人交谈，避免情绪激动。④不喝刺激性饮料，不吸烟。⑤睡前最好能用温水洗澡，特别是用温水洗脚能起到良好的助睡的作用。⑥睡前不看或不听紧张、激烈、恐怖的影视节目和文学作品。⑦上床后，采取正确的卧位。睡眠姿势以右侧卧为好，"卧如弓"，不要蒙头。床褥、被子和睡衣应该舒适得体。

四、饮食调理失眠的作用

现代人生活紧张，每天操心烦恼的事情多。而过度"用心"的结果，就是让"心"疲累不安、思绪不清，导致睡眠质量遭到破坏。此外，其他如肝火旺盛、脾胃失和，一样容易与失眠"相伴"。

失眠患者使用药膳调理，就是按照中药的性味功能与适宜的食物相结合，经过烹调制作后，使之与人体脏腑阴阳、气血盛衰、寒热虚实相匹配，从而达到治疗失眠的目的。失眠患者平时应适当多吃一些具有养血安神、镇静催眠作用的食物，有助于调节神经细胞的功能，可以帮助睡眠。

五、失眠患者的禁忌食品

1. 忌具有兴奋作用之物

一般日常生活中具有刺激兴奋作用之物有咖啡、茶、酒、烟等。患失眠的人大多为脑力劳动者，这部分人常因工作需要而要食、用上述食品来提神，最为常用的是咖啡和茶，特别是咖啡，具有强烈的兴奋作用，有些人只要晚饭后饮用一小杯咖啡，就会彻夜不眠。茶叶也有兴奋提神作用，但作用比咖啡小，是中国传统的提神醒脑之品，但对患有失眠症的人来说，也是不用为好，如需提神，可在下午4时以前饮用，这样对晚上睡眠影响就不会太大。饮酒对失眠者来说，要看其饮用的程度，适量饮酒是治疗失眠的一种方法，可使人们进入甜美的梦乡，但少量和过量都会导致兴奋作用，使人难以入睡，即使看上去睡着了，但其大脑还是处于半兴奋状态，实际上是半睡半醒，周围人在做什么，饮酒人都清楚，醒后会异常的疲劳。患失眠者往往喜欢吸烟，越吸烟则越兴奋，特别是夜深人静的夜晚，对脑力劳动者来说是最佳工作时间，为提高工作效率，有许多人吸烟提神，但会导致难以入睡，即使闭上眼睛，大脑还思绪纷

116

乱，使人整夜多梦，第二天倍感疲劳。

2. 忌辛辣刺激之物

辛辣刺激之物如葱、韭菜、大蒜、辣椒、辣酱、辣油、姜等，这类食品具有温性的特点，而患失眠的人大多为阴虚火旺型的体质，如长期食用这些物品使人"火气"很大，故对阴虚火旺型的失眠者来说，这类食品是禁忌之物。

3. 忌肥腻之物

中医认为消化不好是造成失眠的一个重要原因，故有"胃不和则卧不安"的说法，生活中常常也遇到大吃一顿后，晚间出现难以入睡的现象。故有人提出"早上吃得好，中午吃得饱，晚上吃得少"的生活饮食习惯。因此，不易消化的肥腻之品，在晚上应不吃或少吃。

六、生活中缓解失眠的方法

对失眠患者来说，改掉平日的坏习惯是解除失眠困扰的重要一步，下面给大家介绍几个缓解失眠的生活办法。

（1）卧室应保持适宜的温度。过冷或过热都会大大影响正常的睡眠而导致失眠。最佳的睡眠环境温度在15℃~18℃之间。尽量不要开着空调睡觉，敞开一扇窗户有利于室内外空气的流通，为睡眠中提供必需的氧气。一定要开着空调睡觉时，要注意适当的保暖或增加加湿器，口干舌燥的情况下容易失眠。

（2）房间的摆放。在房间里放一些洋葱和生姜。洋葱和生姜的气味有安神的作用，使大脑皮层受到抑制。另外卧室不要刷红色。红色会使人兴奋。所以，应把卧室刷成"皮肤"颜色，从粉红色到褐色，柔和的色彩让人产生睡意。还要注意卧室最好不要摆放过多的绿色植物。绿色植物摆放在房间里的确有一定的美化作用，但是不要在卧室里摆放它们，因为在夜晚，植物会抢走人类呼吸所需的氧气。

（3）正确摆放床的位置。很多人都知道床的摆放位置，也就是睡觉时头朝向哪里是影响睡眠质量甚至身体健康的，这和地球的磁场有关。床头的位置应该安置在北面，如果受卧室其他家具摆放位置的限制而无法将床头安置在北面时，也要尽量避免将其安置在西面。

（4）睡前1小时洗热水澡，即使是淋浴也没关系。蒸汽和清洁的感受会使人心情愉悦。洗澡其实是很耗费体力的活动，洗澡后产生的疲劳感可以促进入眠。如果不想洗澡，可以用热水浸泡双脚，这个更简便的方法有利于调节体温和松弛神经。

（5）晚上不玩游戏。睡觉前不要受到游戏中明亮闪烁屏幕的影响，否则很容易因过于兴奋，该睡觉时大脑还在高速运转而失眠。

（6）保持脚的温度。保持脚部温暖能够提高睡眠质量。可以借助穴位按摩，人身上有些穴位有助于睡眠，可在早晚按摩3~5分钟，用以缓解失眠状况。为保证穴位准确，建议在医生指导下进行。

（7）失眠时不妨试试裸睡。专家认为，裸睡有利于血液循环，有利于神经的调节，可以增强适应和免疫能力，也有利于消除疲劳，放松肢体，能够让人更轻松地进入睡眠，并且睡得更香。

总之，改变自己的生活习惯，换种方式，换个心情来对待失眠，相信睡眠会更香甜。

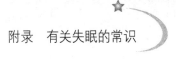

七、失眠与常用药物的关系

临床观察发现，很多种类的常用药物都可以引起失眠。例如：①中枢性降血压药物，在睡前服用较大剂量可能引起失眠甚至严重失眠。②利尿剂呋塞米（速尿）、氢氯噻嗪等药物服用后病人夜尿增加，同时引起血钾水平降低，导致失眠。③镇静催眠药地西泮（安定）等药物如用药不当，可能引起病人白天镇静、嗜睡，而夜间烦躁、失眠。④抗精神病类药多塞平、阿米替林等药物能使人兴奋性增高。⑤抗心律失常药普萘洛尔等对睡眠有明显的影响。⑥氨茶碱和麻黄素等支气管平滑肌松弛剂因有交感神经兴奋作用，可干扰睡眠。⑦激素类药物如泼尼松、甲状腺素等服用后可以使人兴奋，导致失眠。在治疗失眠病人时，应考虑到上述一些药物的影响，尽可能地选择对睡眠干扰少的药物。

安眠药治疗失眠也可以引起失眠，主要见于长期服用镇静催眠药物产生耐受或者突然停药引起药物的戒断情况，称之为催眠药物依赖性失眠。常见的药物有苯二氮卓类药物和苯巴比妥类药物。催眠药物依赖性失眠常见于慢性失眠病人，以及同时存在紧张、焦虑或抑郁等症状的个体。

八、失眠与精神疾病的关系

失眠既是症状又是疾病，它可能是多种精神疾病的早期标志，如抑郁症、焦虑状态等。它也是多种精神疾病的诊断标准之一。与正常人群相比，失眠在精神病病人中的发生率上升了3倍。抑郁症病人睡眠障碍发生率占93%，其中入睡困难发生率高达85%。欧洲的一项关于失眠的流行病学调查显示，精神疾病引发的失眠达 36%，失眠的严重程度与精神症状的严重程度相关。而在失眠人群中，焦虑症的发生率明显高于正常人，约有25%~40%的失眠者有明显的焦虑状态，长期失眠病人发生抑郁的危险显著增加，两者相互影响。因此，伴有精神疾病的失眠治疗优先选择对证治疗，联合使用催眠药物。

参考书目

《寿世保元》   中医杂志

《医方考》   黑龙江中医药

《丹溪治法心要》   浙江中医杂志

《脉因证治》   福建中医药

《简明医彀》   广西中医药

《备急千金要方》   河北中医

《奇效良方》   白求恩医科大学学报

《解围元薮》   中国中西医结合杂志

《施丸端效方》   陕西中医

《金匮翼》   江西中医药

《证治准绳·类方》   云南中医中药杂志

《世医得效方》   中国中医药信息杂志

《明医指掌》   上海中医药杂志

《古今医鉴》   甘肃中医

《医门法律》   实用中医药杂志

《校注医醇賸义》   中医研究

《医学妙谛》   中医函授通讯

《医学传灯》   上海医学

《医门法律》   吉林中医药

《医方集宜》   中药材

《太平惠民和剂局方》 四川中医

《太平圣惠方》   湖南中医学院学报

《普济本事方》   甘肃中医学院学报

《仁斋直指方论（附补遗）》 新疆中医药

《中医调治失眠偏方验方》 中国乡村医生

《失眠实用偏方》   贵阳中医学院学报

辽宁中医杂志   湖南中医药导报

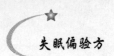

云南中医学院学报	中医药研究
浙江中医学院学报	陕西中医函授
中医外治杂志	中医药学报